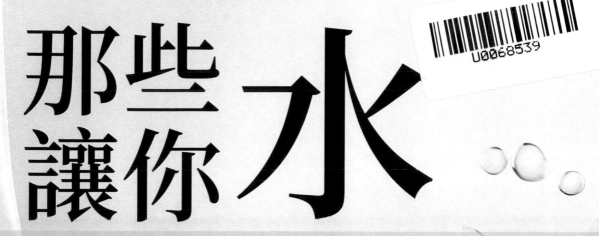

那些讓你水

很意外的 point

迷思破解 × 挑選撇步 × 知識科普
建立正確的飲水觀念，助你輕鬆找回健康

① 安全又乾淨的水
也稱不上是好水

② 瘋狂喝水當補水
結果引發水中毒

③ 口渴才想到喝水
身體已開始脫水

④ 睡前不補充水分
起床時變成乾人

陳明憲　沈文靜　著

一本書帶你談談水的那些事，八卦講好講滿給你聽！

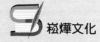
崧燁文化

目錄

第十章　新式養生療法－水療

附錄：長壽村的祕密

前言

「飲食」中包含了兩種意思：一為飲，二為食。民以食為天，而食又以飲為先。醫聖李時珍的《本草綱目》就把「水」列為各部之首。

生命的新陳代謝、系統平衡、消化吸收、血液循環、營養輸送、體溫調節，每一個生理活動都離不開水，如果人體的水分損失20％，就無法進行氧化、還原、分解、合成等生理活動。

過去營養學家主要研究人體內30％的固態物質（蛋白質、碳水化合物、脂肪、礦物質和維他命），而忽視占人體70％的水。最新的研究表示，水不但負擔體內物質輸送與媒體作用，而且直接參與生物大分子結構，水與生物大分子共同完成了人體的物質代謝、能量代謝。水從根本上與遺傳基因載體的 DNA 持續不斷重整、複製、轉錄形成相應的蛋白質合成。

水作為人類生存的三大要素之一，沒有人能夠離開它，而且隨著人們生活水準的提升和健康意識的增強，人們越來越關心自己的飲水健康。但水這個看似最熟悉、最常用的「生命素」，對於人類來說，其實也是最陌生的！不健康飲水所導致的健康危機，正在成為人類最大的威脅之一。

這種威脅的罪魁禍首，正是人類自己。

工業化帶來了日益嚴重的環境汙染，其中對水質的汙染最為嚴重。人們對健康、文明、時尚生活的追求與日益惡化的生活飲用水水質形成了尖銳的矛盾。

世界衛生組織（WHO）調查發現：人類疾病80％與水有關。現代營養學家認為：飲水品質是我們生活品質的重要組成部分。你今天的飲水習慣也將決定著你10年後的健康狀況。

本書首先闡述了水的各種性質，然後介紹了水的種類、飲水的方法、飲水的迷思、不同族群的不同飲水特點、跟水有關的大眾飲品怎麼喝、為什麼說水是最好的藥等健康常識。幫助你更加了解飲水、健康生活。

全書旨在使讀者對飲用水有更深層的了解，也想藉此引導那些注重保健的人們對科學飲水的進一步關注。同時也希望給予人們一點啟示，希望能透過這本書能對您選擇飲用水有所幫助。

　　以科學為根，以健康為本，以自然為道，這才是飲水的健康理念和方式。

第一章　水，你知道多少

　　水是萬物之源，萬物皆復歸於水。水自上古就為人所用，隨著文明的發展與進步，人們對水的了解益增，那麼你又對水又有多少了解呢？

一、你了解水「性」嗎？

　　市場上各種瓶裝水的出現，給了我們更多的選擇，同時也讓我們很難做出正確的選擇。不要認為水看上去都是澄淨清澈、沒有任何雜質，其實有很大的差別。

1. 人每天都在喝水，你對水的基本性質了解多少？

　　如果當有人這樣問你的時候，你可能會說：我家裡喝的都是純淨水，乾淨的水就是好水。其實不然，水是有區分的：水分為地表水和地下水，兩者都含有從地層中溶解出來的礦物質，礦物質中又含有大量的鈣和鎂，礦物質含量少的水稱軟水，礦物質含量多的水稱硬水，又根據地質的不同，水呈現出酸性水和鹼性水。經專家解答，決定水「性」的一個重要因素就是 pH 值，pH 值表示水中氫離子的濃度，是氫離子濃度倒數的對數，pH 值只反映水的酸鹼性質，而不表示酸鹼的含量，但也不是絕對的，也因地區不同而有差別。通俗的講，pH 值就是酸鹼度，分為 14 級，從 1 ～ 14，1 ～ 7 為酸性，7 ～ 14 為鹼性，7 為中性。

2. 怎樣判斷水的酸鹼度，知道家裡水的水「性」

　　想知道水的酸鹼度，憑嗅覺、味覺是不準確也不科學的。現在市場上有一種測定 pH 值的試紙，可以在化工原料行裡買得到，經濟又實惠，使用

時只需撕下一條，滴上一滴水，從它的顏色變化上就可以直觀知道水的酸鹼性，十分方便。pH 試紙按測量精度上可分 0.2 級、0.1 級、0.01 級或更高精密度。測定 pH 值的意義在於：它可以讓我們知道水的基本屬性，當發生異常變化時，表示水已受到汙染，可根據情況及時處理。在水質上，酸性水可使金屬溶解，對金屬有腐蝕性，有可能引起金屬性中毒；鹼性水可使金屬的析出，影響水的感官，並具有腐蝕性，pH 值影響水的混凝（使水中膠體粒子和微小懸浮物聚集的過程）和氯消毒效果。

3. 水中是否含有礦物質與微量元素，是決定其酸鹼性的關鍵

　　在正常的溫度和環境下水是無色無味的液體，是酸、鹼、鹽等物質的融合體，習慣上把這種水溶液體稱之為水，也是一種可以在液態、氣態和固態之間自由轉化的物質。對於水而言，水中是否含有礦物質與微量元素是決定其酸鹼性的關鍵。在自然界中，大自然賦予其豐富的礦物質和微量元素，如湖水、泉水、河水等一般都是弱鹼性水。

生活小提示：

　　在日常飲用水時，我們應該選擇弱鹼性的水，飲用水不要太硬或不要太軟，對於大多數人而言，選擇飲用軟水，更能滿足人體的需求。並不是說太硬或太軟的水就對人體有害，也是根據個人的身體資質而定，身體所需的礦物質少，我們可以透過食物獲得，而所含礦物質多了就不好辦了。

知識連結：

　　水也是傳播疾病的重要途徑之一，很多的傳染病都與水有關，水質的好壞與人體的健康有著密切的關係，一些小知識，讓我們更了解水。

1. 在大多數國家生活飲用水中，水質標準規定 pH 值的範圍為 6.5 ～

8.0，有很多人認為飲用水的 pH 值在較大範圍內（6.5 ～ 9.5）不會影響人體健康，只要經過加熱以後，鈣、鎂離子就會沉澱下來，變成軟水。

2. 水的溫度不能超過 25℃，如要大於 25℃，會使人體中的礦物質代謝紊亂，從而影響人的身體健康。

3. 地質的不同也會影響水質的酸鹼度，有些地方自來水也會呈弱酸性，在這種情況下，其中的鈣、鎂離子含量一定會很低，由此可以判斷水是硬水。對於人體來說硬水的礦物質含量過高，並不適合人類直接飲用。

4. 根據 pH 值的測定，弱酸性水的 pH 值一般在 5.0 ～ 7.0 之間，弱鹼性水的 pH 值一般在 7.0 ～ 8.0 之間。而現在市場上銷售的人工礦物質水，是人為添加了礦物質，甚至比純淨水的酸度更高，也正因如此，破壞了水原本的酸鹼平衡。

二、水，不僅僅是 H_2O

數十億年來，水的參與了地球的變化、地質的變遷、物種的生與滅、海洋與河流的流轉，見證著萬物擁有多元的個性和形態，說它具有靈性一點也不為過。

1. 水結構的真實形態

我們都知道水的化學式為 H_2O。水分子是由氫原子和氧原子構成。但液態的水不僅是 H_2O，也不是單純的集合體，因為分子存在相互作用力，能量會產生互換，使分子間的結構成網狀。但是有些數值至今還沒有得到明確資料，所以我們還無法完全了解水的構造。

2. 水的沸點與熔點

水的沸點與熔點都很高，分子越小，沸點與熔點就越低，它們的氫、

氧化合物有著相似的物理性質。從理論上推算，水的沸點為 80℃，熔點為 -110℃，在氫鍵的作用下，其實際數值為：沸點 100℃，熔點 0℃。

3. 水具有超能力

水絕不是普通的物質，水似乎有著超凡的能力。水又分為固態水和液態水兩種，固體有明確的結構，液體卻沒有明確的結構，至今還在鑽研中。液態水比固態水密度大，溫度在 4℃的時候水的密度最大，溶解能力也是最強的，還具有極強的表面張力。

4. 水分子不是簡單的結合體

水的分子式雖然是 H_2O，但並非是簡單的 2 個氫原子和 1 個氧原子的結合體，而是多個水分子結合成的大分子結構，這樣的結構被稱為水分子簇，也就是俗話說的水分子團。水分子間依靠氫鍵形成的分子團，穩定存在的時間大約在 10 ～ 12 秒左右，是一種動態結合，既有水分子不斷加入某個分子團，又有水分子不斷的離開水分子團。

生活小提示：

隨著人們對水的不斷深入研究，發現在生活中被人視為麻煩的雪水、露水、冰，是屬於具有一定活性的水。

1. 雪水奇異且非凡的功效

先來簡單了解雪水的生物活性和水結構的關聯。當冰變成水時，水分子的排列會發生變化，分子間的距離也會發生變化，這時所釋放的能量就會活化。

現代醫學認為，雪水中富含大小為 20 埃的冰狀結構的水能流經食道壁，滲入人體的各個器官，因此人體內的生物體分子被活化，飲用新鮮的雪水，可以使身體保持年輕，有防衰老的作用，也能有效預

防動脈硬化的發生，保護心臟系統，其原因是，雪水本身結構中含有自然蒸餾，進入人體後，仍能保持著六邊形的冰結構狀態，對身體很有利。

2. 不要小看「曇花一現」的露水

露水是最靠近地面的水蒸氣，太陽一出來，它就會消失不見，但千萬不要小看這「曇花一現」的露水，營養學家指出，露水中含有植物滲出對人體有益的化學物質；美容專家指出，用棉球取露水敷於眼部，能很快消除眼瞼的水腫。

3. 成人最好的飲料 —— 冰融水

所謂的冰融水就是冰塊融化後，溫度不超過 35℃的水。冰融水最大的特性就是能有效的抗衰老，實驗證明，融水能使生物體溫降低，體溫降低便有助於抗衰老。飲用冰融水的時候要注意衛生，可以用礦泉水或冷開水自製，還要注意的是 10℃的水會刺激胃，對那些患有胃病的人，最好飲用 30℃左右的冰融水。

知識連結：

H_2O 是極性分子（分子內電荷分布不均勻）。分子中的鍵角為 104.5°，O-H 鍵長為 90.8pm（金屬離子濃度的負對數）。氫鍵對水的結構和性質有重要的作用。一個水分子可以透過氫鍵與多個水分子相互作用，形成水分子團，也可以與蛋白質和高糖組成高度有序的大分子簇。大分子團的「水簇」的溶解能力、滲透能力都不是很高，無法被人體吸收。

研究人員為了更加了解水，採用了 X 光散射技術（X-ray scattering techniques）、熱力學方法、紅外線吸收光譜法（infrared spectroscopy）、測定導電度、核磁共振法（NMR spectroscopy）和最新的電腦類比法等方法。但還是無法正確描述變化莫測的水。

三、為什麼說「水是生命之源」

地球上出現生命至今已有 35 億年。人類在實驗觀察中證明，在保證飲水和睡眠的正常情況下，可以在一段時間裡不吃任何食物，科學上稱之為辟穀，意思是排除五穀的意思。但如果不能喝水，人的生命最多能堅持 1 週的時間，可見水對生命的重要性。

1. 地球上為什麼會有水

太陽系中只有地球表面被水包圍。簡單來說，地球之所以有生命，是因為這裡有水。在距離太陽系最近的地方溫度很高，因此出現了很多含金屬鐵的小行星，這些小行星反覆衝撞的結果，就出現了現在的金星、木星、水星、火星。據科學家考證在大約 46 億年前，銀河系的邊緣由氣體和微塵構成的星雲開始收縮，這些星雲稱為原始太陽系星雲，在原始太陽系星雲收縮的過程中，它自身開始飛速旋轉，並分化出在中心緩慢自轉的太陽與圍繞太陽分轉的小行星。為什麼說現在太陽系中有液態水的只有地球呢？這是因為地球和太陽之間的距離恰巧適合產生水。

地球上水的起源在學術上有很大的爭議，目前有幾十種不同的水形成學說。有觀點認為，在地球形成初期，原始大氣中的氫、氧化合成水，水蒸氣逐步凝結並形成海洋；也有觀點認為，形成地球的星雲物質中原先就存在水的成分；另外的觀點認為，原始地殼中矽酸鹽等物質受火山影響而發生反應，析出水分；還有觀點認為，被地球吸引的彗星和隕石是地球上水的主要來源。

2. 中國人眼中的水

在中國古代，人們就深信：水對人體十分重要，而水的好壞對人體更為重要。什麼樣的水養成什麼樣的人，水好的地方也容易出美女。這也就是人們常說「一方水土養一方人」。古代的人就得出了各種水是不一樣的的結

論，並替水劃分出了三六九等，還在著作中有所展現，如：

唐代陸羽在其所著的《茶經》中，將水界定為三個等級，「山水上，江水中，井水」。相傳他曾著《水品》或《泉品》，品評天下名泉名水，將宜煎茶的水按水質好壞分為二十等。而另一個愛評泉的人：清代乾隆皇帝，甚至曾鬧出評出兩個天下第一泉的逸聞來。

3. 外國人眼中的水

國外有許多科學家對水做過研究。如：西元 1784 年英國科學家卡文迪許（Henry Cavendish）利用實驗證明水不是元素，是由兩種氣體化合而成的產物。1809 年，法國化學家給呂薩克（Joseph Louis Gay-Lussac）測定，1 體積氧和 2 體積氫化合，生成 2 體積水蒸氣，由後來的科學家定出了水的分子式：H_2O。

4. 現代人眼中的水

在現代生活中，不僅設立為每年的 3 月 22 號為世界水資源日，還透過大量的媒體平臺發表有關水文化的論點。在整個人類歷史中，對水的需求有著很深的文化層面，一直是社會進步、人類健康、文化價值、經濟繁榮的推動力，也在大力推廣文化與自然界的和諧關係。

生活小提示：

除了地球上有水，還有哪個星球上有水呢？在早些年也傳出過火星有水出現過。儘管火星表面有水流過的痕跡，但其真正的原因卻是 30 億年前由二氧化碳的溫室效應形成的。詳細解說是：火星距太陽較遠，表面平均溫度在 -60℃左右，整體被冰河覆蓋，水蒸氣冷卻很快，很難形成水，之前發現火星表面有水流過也未能得到進一步的證實。

知識連結：水的來源

1. 生命誕生於海洋

生命誕生於海洋的真正原因是，從含量的構成元素排列來看，可以看出人體和海水中元素的排列雖然順序不同，但元素的種類卻十分相似，而和宇宙或地球表面的元素相比就差太多了。因此，可以說生命誕生於海洋。

2. 水是人類生命的起源

生命的起源與海洋有直接關係，而人類生命的起源與羊水又有著直接的關係。羊水是在女性的子宮裡，母體血液中的液體成分通過羊膜所滲出的水。而羊水產生的作用是：可以避免胎兒受到來自母體外的衝擊，還能讓胎兒自由活動四肢，胎兒則可以利用羊水來做呼吸和飲水練習，為出生做充分的準備。

四、水的藥用價值

說水是營養的，或許你不會相信，但水真的是一種營養素，而且還是很好的藥物。隨著人類的發展與進步，人們發現，化學藥物會對人體產生不同的副作用，而水是世界上公認最便宜、最有效，也是最安全的藥物。

1. 藥物對人體的危害

人在服用藥物後，藥物會隨著血液流到身體的各個角落。而有真正發揮治療效果的只是一小部分，大部分則分別形成對人體有害的物質，造成體內環境受汙染，輕者會破壞人體內的平衡，重者會產生新的病變，甚至是死亡。

2. 藥的副作用

　　長久以來，人們常說藥到病除，可錯誤的吃藥不僅沒有任何效果，相反，還會帶來很多副作用，每年出現藥物不良反應的數字都在上升，如因抗生素飲用不當引發的耳聾，或是吃藥後出現不良反應。肝臟病患者也與用藥有著很密切的關係，尤其是長期服用的，很容易引起藥物中毒。

3. 水的藥性

- 水能保護腎臟，多喝水能減少腎臟和膀胱的受害機會。
- 水能降低血液的黏稠度，能產生稀釋血液的作用。
- 水能緩解高血壓，水分的充足能產生良好的降壓效果。
- 水不僅能降壓還能升壓，適量飲水可以使低壓的人血壓升高。
- 水能有效預防癌症，飲用水中有中等含量的水溶解性固體，會減少癌症的發生率。

生活小提示：

　　每個人都認為健康是人類最寶貴的財富，其實生活中最好的醫生恰恰是自己。

　　人生病是在所難免的，可是能完全去除病根的卻很少。據不完全統計，世界上每天有十多萬人因為不同的病狀而死亡，每小時就有數十萬人被送醫院，每一分鐘都有上萬人被告知要終身接受治療，每一秒鐘都有人因為病痛而住進醫院。這樣讓人不可思議的數字讓我們提高了警惕性，只要平時正確飲用水，上述的驚人數字也會隨之減少。

知識連結：

1. 西藥的毒性

　　西藥凡多，我們拿青黴素（Penicillin）來舉例。青黴素是一種常用的抗生素，也是歷史上的第一種抗生素。醫學界的研究表示，抗生素能徹底解決細菌繁殖的問題，被忽略的是，在某種新的抗生素出現後，就會有抗藥菌的出現。而且過量使用抗生素，除了會引起過敏休克外，還可能引起急性或慢性的腎炎和腎功能衰竭，嚴重的會發生心律失常。

2. 中藥的毒性

　　有人認為中藥是副作用最小、最放心的藥品，雖然服藥期長，見效慢。但你知道嗎？其實中藥也不是絕對安全的。2006 年，英國藥品衛生製品監督查驗了一批不合格的進口中藥，原因是這些藥品中含有何首烏，這種成分一部分有延緩衰老的作用，而另一部分則會在使用後出現肝炎或黃疸等不良反應。所以我們得出結論：吃藥和喝水是一樣的，要因人而異。

五、什麼樣的水才是好水

　　好水首先要水源好，擁有了好的水源，就擁有了健康之源。飲用水的直接飲用水源可分為兩大類：一是天然水，二是自來水。由於人類的活動及社會發展帶來的環境汙染越來越嚴重，使沒有汙染的天然性水源也越來越少，正因如此，對於從事飲用水生產的企業來說，水資源的選擇極為重要。那什麼樣的水可稱為好水呢？水營養學專家認為，好水必須是符合自然規律的「健康水」，要符合 7 條標準：

1. **沒有汙染的乾淨水**：但僅僅淨化飲水是不夠的，更應注意水質成分對人

體的影響。

2. **含有人體必需礦物質的水**：這種礦物質或微量元素，影響或決定水的酸鹼度、硬度和水分子團的大小。

3. **弱鹼性水**：pH 值最好是 7.0 ～ 8.0，以維持身體的酸鹼平衡。

4. **小分子團水**：用核磁共振法來測試，水分子團半幅寬應小於 100 赫茲；如果共振幅很寬，說明這個水中水分子不易通過細胞膜被人體吸收。

5. **保持一定硬度的硬水**：水中的各種離子構成水的硬度，硬水含鈣量高。硬水阻止有害成分，比如鉛、鎘、氯、氟等發揮有害作用。研究表示，長壽與經常喝硬水有關。硬水與軟水的區分一般以總硬度 75mg/1（以碳酸鈣計）左右為界，介於 30 ～ 200 之間。

6. 水中溶解氧及二氧化碳適中，水中溶解氧不低於每公升 7 毫克。

7. **活水**：即水的營養生理功能沒有退化的水。水的功能包括溶解力、滲透力、擴散力、代謝力、乳化力和洗淨力。

生活小提示：

我們每天至少需要 6 到 8 杯水來維持身體的需求。依照世界衛生組織提出的標準，即使是安全的、乾淨的水，也不等於是健康的好水。健康好水應該是沒有汙染，不含致病菌、重金屬和有害化學物質的，應含有人體所需的天然礦物質和微量元素，呈弱鹼性、活性強等特性的水。

知識連結：

「水汙染」的定義為水因某種物質的介入，而導致其化學、物理、生物或者放射性等改變，從而影響水的有效利用，危害人體健康或者破壞生態環境，造成水質惡化的現象稱為水汙染。

1. 水質綜合評定的主要內容

水質綜合評定主要包括：評定水質和水量、水常年的穩定性以及健康性指標。國際上普遍認為天然優質的水源應具有低溫、低鈉、低礦化度、自然湧出等特徵。

2. 何謂汙水呢？

有害化學物質造成水的使用價值降低或喪失，汙染環境。汙水中含有的酸、鹼、氧化劑，以及銅、鎘、汞、砷等化合物，苯、酚、二氯乙烷、乙二醇等有機毒物，會毒死水中生物，影響飲用水源、風景區景觀。汙水中的有機物被微生物分解時消耗水中的溶氧，影響魚類等水生物的生命，水中溶氧耗盡後，有機物進行厭氧消化（微生物在缺乏氧氣的環境中，進行生物降解的一系列過程），產生硫化氫、硫醇等難聞氣體，使水質進一步惡化，還會因石油漂浮水面，影響水中生物的生命，引起火災。

3. 水汙染的危害

被有毒化學物質汙染的水，不僅會破壞水生物的平衡，還可能促使接觸者發生急性或慢性的中毒。

六、水是營養素

水的數量和品質對大腦的功能有很重要的作用。實驗表示，脫水使大腦產生的能量減少，當身體損失 2% 水的時候，就會降低腦 20% 的算術記憶和視覺追蹤能力。

飲用符合 WHO 公布的生活飲用水質準則的水，能活化細胞，並能增強人體免疫力和抵抗力。飲用時甘醇爽口，進入人體後，在擴散作用下，體內的雜質會迅速溶入其中，從而能包覆體內無用之物，並排出體外。根

據科學研究，水中礦物質不單只有營養的作用，對於保持水中自身的團狀結構，尤其是維持分子團狀態相對穩定有重要的功能。水僅僅純淨是不夠的，水的生理功能要更深層的探討。

何為營養素？營養素是指食物中可以為人體提供能量、身體構成成分、組織修復以及生理調節功能的化學成分，凡是能維持人體健康以及提供生長、發育和勞動所需要的各種物質均稱為營養素。人體所必需的營養素有蛋白質、脂肪、碳水化合物、礦物質、維他命、水、食物纖維等 7 類。

1. 蛋白質

蛋白質是維持生命不可缺少的物質。人體組織、器官皆由細胞構成，細胞結構的主要成分為蛋白質。身體的生長、組織的修復、各種酶和激素對體內生化反應的調節、抵禦疾病的抗體的組成、維持滲透壓和傳遞遺傳訊息，都是蛋白質在發揮作用。

2. 脂肪

脂肪是儲存和供給熱量的主要營養素。每公克脂肪所提供的熱量，是同等重量碳水化合物或蛋白質的兩倍。身體細胞膜、神經組織和激素的構成均離不開它。

3. 碳水化合物

碳水化合物是為生命活動提供能源的主要營養素，它廣泛存在於米、麵、薯類、豆類及各種雜糧中，是人類最重要的食物。

4. 維他命

維他命對維持人體生長發育和生理功能有著重要的作用，可促進酶（Enzyme）的活力或成為輔酶之一。

5. 礦物質

　　礦物質是人體主要組成物質，碳、氫、氧、氮約占人體重總量的96％，鈣、磷、鉀、鈉、氯、鎂、硫占3.95％，其他則為微量元素共41種，常被人們提到的有鐵、鋅、銅、硒、碘等。

6. 水

　　水是維持生命必需的物質，身體的物質代謝與生理活動均離不開水的參與。水來自於各種食物和飲水。

7. 纖維素

　　纖維素是不被消化的食物，但其作用不可忽視。它可刺激消化液的產生和促進腸道蠕動，吸收水分利於排便，還可降低血漿膽固醇含量、改善血糖、影響營養素的吸收速度，對腸道菌群的建立也有有利的效果。

生活小提示：

　　飲水對人的健康固然很重要，但飲食也是不容忽視。現在很多上班族，經常會一次從菜市場買回許多蔬菜後，放在冰箱中慢慢食用，這樣做是很不好的，因為蔬菜，尤其是葉菜中含有硝酸鹽，在貯藏一段時間後，由於酶和細菌的作用，硝酸鹽被還原成亞硝酸鹽，而亞硝酸鹽在人體內與蛋白質類物質結合，會生成致癌性的亞硝酸胺類物質。長期儲存蔬菜不僅產生有害物質，還會造成營養素的損失。實驗證實，將蔬菜放在30℃的屋子裡貯藏24小時，綠葉蔬菜中的維他命C幾乎全部流失。

知識連結：

水和我們的生活息息相關，但我們對水的認知太少。就水對人體的生理功能來說，仍然停留在「喝水就是解渴」的認識，所以大家還沒有對健康水、好水有足夠的認知和要求，僅滿足於水的安全與乾淨。我們要更加明白，水參與了整個生命的物質代謝和能量代謝，幾乎整個生命現象和活動都離不開水，都有水的參與。

能量活性水對人體的作用有：溶解度高，易被人體細胞吸收，有利於促進新陳代謝、提高免疫力等。直接生飲的話清澈甘醇，煮飯或做湯味道鮮美；吃藥時能使藥物充分溶解、吸收而提高藥效；經常用活性水洗臉，能滋潤皮膚，使肌膚光滑細膩。活性水是更接近有機物的生命之水，其溶解度的提升，有利於人體對營養物質和微量元素的吸收，能提高人體的免疫力。此外，活性水還有儲存期長的功效，這樣可以減少相同時間下的防腐儲存問題，因此這種高能量活性水被譽為「21 世紀的健康飲用水」。

總結一句話：我們必須每天喝水、喝好水。

七、水也會使人中毒

在夏季高溫的日子裡，人們常常因為口乾舌燥而拿起杯子，猛灌水喝。但專家警告說，過量飲水可能會導致「水中毒」。人在大量出汗後感到口渴，應先用水漱口，潤溼口腔和咽喉，然後喝少量的水，停一會後再喝一些，這樣分幾次喝，就不會「水中毒」了。大量出汗後，若能即時補充點鹽分會更好。

1. 水中毒的起因

水中毒常見於低滲性水腫的患者。因為其細胞外液過多因此形成低滲

透性水腫。但水中毒也會發生在沒有水腫，甚至是低滲性脫水（hypotonic dehydration）者，當醫生處理不當，對這些患者輸入過多或過快的低張液體時，這種情況下也可能發生。正常人腎功能健全時，一天內飲 2,500 毫升的水，不致於發生水腫和水中毒，但存在下列因素的患者，則可能發生水中毒。

2.ADH（抗利尿激素，antidiuretic hormone）分泌過多也是引起水中毒的原因之一

ADH 分泌過多會有恐懼、失血、休克、急性感染的情況，如肺炎、中毒性痢疾等，應使用止痛劑，如嗎啡（Morphine）、呱替啶（Pethidine）。而手術後的 ADH 分泌的時間更長，通常持續 12 ～ 36 小時，在此情況下輸入過多葡萄糖等不含電解質的溶液，就容易發生水中毒。此外，甲狀腺功能低下（Hypothyroidism）的晚期患者也會透過壓力感受器的刺激使 ADH 分泌增多，腎上腺皮質功能不全（adrenal insufficiency）時也有可能使 ADH 的釋放異常。

3. 水、鈉代謝紊亂

重度缺鈉的人，細胞外液已處於低滲透狀態，身體透過代償，使得腎小管對水和鈾的吸收增加，此時攝取過多的水分，可能會發生水中毒。甚至在高滲性脫水時，由於細胞正在脫水，如果快速且大量輸入無鹽的液體，有時亦會發生水中毒。因此高滲性脫水（hypertonic dehydration）不論它高到什麼程度，治療時也只能輸入低張液。

4. 腎功能障礙

急性腎衰竭（Acute Renal failure）患者的少尿無尿期，使腎臟的稀釋和濃縮功能都會產生障礙，若此時水分攝取過多，容易發生水中毒；腎血流量不足，或腎小球血液灌注量嚴重減少，過多的水分無法排出，在合併低滲

性的情況下，容易發生水中毒；在急慢性腎功能不全的少尿期，因腎臟排水功能急劇降低，如果攝取水量不加以限制，則會引起水在體內滯留。而嚴重心力衰竭或肝硬化的患者，由於循環血量和腎血流量減少，腎臟排水也明顯減少，若增加水負荷亦容易引起水中毒。

生活小提示：

中暑從病情的差異大致上可分為以下 4 類：

1. 熱失神

- **原因**：直射日光下長時間照射的情況下睡醒。由於流汗引起的脫水和末端血管的擴張，全身的血液循環降低而導致。
- **症狀**：意識突然消失、體溫比平常高、明顯流汗、脈搏呈現處脈。
- **治療方法**：輸液及冷卻療法。

2. 熱疲勞

- **原因**：水分和鹽分的補給趕不上大量的流汗，形成了脫水症狀的時候。
- **症狀：有各樣的症狀，例如**：大腸溫度上升至 39℃、皮膚寒冷、明顯流汗等等。
- **治療方法**：輸液及冷卻療法。

3. 熱痙攣

- **原因**：大量流汗後只補充水分，鹽分和礦物質不足時常會發生。
- **症狀**：突然有痛性痙攣、身體有僵硬的感覺、體溫比平常的高、明顯流汗。
- **治療方法**：經口注入食鹽水。

4. 熱射病

其中熱射病的成因若僅與陽光直接照射有關的話，則又稱為日射病。

- **原因**：發生於下視丘的溫熱中樞受到障礙，體溫調節機能喪失時。
- **症狀**：產生高度的意識障礙、體溫上升至 40℃以上、不明顯流汗、皮膚乾燥。
- **治療方法**：緊急入院，並且盡快進行冷卻療法。

知識連結：

　　為什麼會引起「水中毒」？專家解釋，在炎熱的夏季常會出汗多，導致水分大量流失，如果飲水不夠，體內熱氣不易散發，就會出現中暑、口渴、虛脫等現象。但如果大量喝水而不補充鹽分，水分經腸胃吸收後，又經過出汗排出體外，隨著出汗又失去一些鹽分，血液中的鹽分減少，吸水能力隨之降低，水分很快被吸收到組織細胞內，使細胞水腫，造成「水中毒」。這時人就會感覺頭暈、眼花、口渴，嚴重時還會突然昏倒。

1. 如何預防水中毒？

　　首先，人應防治原發疾病，嚴格控制進水量，輕症患者在暫停給水後即可自行恢復，防止引起水中毒。

　　其次，促進體內水分排出，減輕腦細胞水腫，對於重症急性水中毒患者，則應立即在靜脈內輸注甘露醇（mannitol）、山梨糖醇（sorbitol）等利尿劑，減輕腦細胞水腫和促進體內水分排出 2%～ 5%，高滲氯化鈉溶液靜脈滴注可迅速緩解體液的低滲透狀態，但須密切注意，因鈉離子過多可能使細胞外液容量增大而加重心臟負荷。

2. 水中毒別亂診斷

　　水中毒雖然是在低滲性水腫的基礎上產生，但其與低滲性水腫的表現明顯不同，其急性發作時往往有應激反應（Stress response）、腎功能障礙和水分攝取過多等誘發因素。因此與低滲性水腫等電解質代謝紊亂不難鑑別，值得注意的是急性腎衰竭，包括腎前性和腎性

的急性腎衰竭，以及腦部的疾病如顱外傷、硬腦膜下血腫（Subdural hematoma）、蛛網膜下腔出血（Subarachnoid hemorrhage）、腦炎、腦膜炎等所致的顱內壓增高和腦水腫，都與水中毒的症狀十分相似。

此外，有一種病被稱為「抗利尿激素分泌失常症候群」（Syndrome of inappropriate antidiuretic hormone secretion），它會由多種惡性腫瘤、肺部感染發炎及腦部的疾病引起，使 ADH 的分泌異常增多。同樣表現為低血鈉和細胞外液低滲性，但這種患者的腎臟、腎上腺皮質功能及心血管功能均正常，而且在低血鈉的情況下由腎臟排鈉，血容量也是正常的，無水腫，但血中 ADH 的濃度明顯增高。

八、水是健康之本

水不僅是基礎的自然資源和策略性的經濟資源，同時也是不可或缺的文化資源。地球的生命皆依存於陽光、空氣和水，大約 300 萬年前，人類的祖先南方古猿出現，50 萬年前，北京周口店猿人來到人地，他們與其他動物一樣，選擇了飲用露出地表的河水、湖水、淡水和泉水，並依山傍水棲息。早期的人類憑藉著生命的本能，對水有了一定的認知，一是不自覺喝了優質礦泉水；二是有一部分猿類喝了含有有毒元素的水，如水源流經含砷和含汞的水，導致疾病或死去；三是在一個地區有雨水、河水、山泉水都出現時，猿類憑藉本能識別和選擇飲用甘甜的泉水；四是這一時期，猿類飲水採取就地取材的方式，在無法遠離水的地方生活。水有別於陽光和空氣，它既是「無所不在的」，而又在一定條件下是可控的，但窮極而言之，沒有水就沒有人，沒有水就沒有文明，當然也就談不到「文化」二字。如何用水、管水，就成為人類發展道路的一大根本問題。

為什麼說水是健康之本？水有 9 項藥物功能，即鎮靜、強壯、利尿、預防、通便、促進新陳代謝、稀釋有毒成分、解熱和催眠，水與健康的關係密切。

1. 水對人體的兩大作用

水對健康非常重要，人體的 2/3 是水。簡單而言，水對人體的新陳代謝有兩大作用：一是幫助氧氣和營養物質輸送到人體各個器官；二是將人體代謝所產生的毒素帶到排泄系統，並排出體外。只有身體內有足夠的水分，這些功能才能正常進行。如果說我們的身體無法吸收到足夠的水分，養分的輸送不順暢，過多的毒素堆積在體內，就會使人體的免疫力下降，導致疾病。

2. 水對維繫人的生命有重要的作用

生理學家指出：身體內含水量最多的是腦脊髓，約占 90％以上，其次是血液，血液中水分約占 83％，肌肉中水分約占 62％，骨骼雖然堅硬，也含有 22％的水分。由此可見，人體對水的需求量，不僅僅取決於身體在新陳代謝過程中需要的消耗量。

生活小提示：

人們常說：人可三天不吃飯，但不可一日不喝水。如果你到醫院看病，結束後醫生除了要你按時吃藥之外，一定會叮囑你好好休息，要多喝些水。這不僅是因為藥物只有溶解在水裡才能被人體吸收，而且水本身就有鎮靜、清熱、排毒的作用。宋代詩人陸游在顛簸流浪中活了80 多歲，曾寫下詩句：「九轉還丹太多事，服水可以追神仙。」在他看來，想要健康長壽，飲水比煉丹還要好。

知識連結：

教你分辨飲用水的「體質」
1. **純水**：經過分離過濾裝置的飲用水，濾掉了水中的有害物質，也濾掉了對人體有益的礦物質和微量元素。

2. **淨水**：經活性炭過濾的飲用水，在過濾有害物質的同時，會對礦物質等有益元素進行保留，但過濾芯必須保持乾淨、定期更換，才能保證水的「體質」穩定。

3. **礦泉水**：採自地下深層流經岩石的地下水，並經過一定處理的飲用水，以含有一定的礦物質和微量元素為顯著特徵，對人體的新陳代謝有益。

4. **礦泉水優劣辨別**：商標上印有水中的離子含量，一般鈣高鈉低的搭配為上品，另外還標注了鎂、鉀、硫酸根等微量元素含量的為最佳。

5. **礦物質水**：礦物質飲品不是礦泉水，礦物質是人工添加的，在比例上有難度，營養價值較差。

6. **山泉水**：山泉水也不是礦泉水，因尚無相關標準，「體質」並不穩定

7. **富氧水**：富氧水為人工充氧，水中氧的溶解是有飽和度的，並非越多越好。

8. **蒸餾水**：水在煮至 100℃ 沸點後，在高溫殺菌的同時，一些沸點小於 100℃ 的有害物質也會留存下來，如沸點為 70℃ 時氯化碳就無法過濾掉。

九、人離不開水

　　水無色、無味，並具很好的滲透力，是吸收、儲存和傳導自然界的能量與共生訊息給生物體的最重要的媒介物質。

　　以人為例，人們咀嚼食物需要唾液，消化食物需要胃液、腸液、膽液等，這些消化液絕大部分都是由水組成。人體在整個新陳代謝過程中，所產生的有毒物質和廢物需要排出體外，如大便、小便、出汗、打噴嚏、呼吸等等，都需要有水才能進行。人體如果沒水，則養分無法吸收和輸送、廢物無法排出、血液無法運行，體溫無法調節，體內各項生理活動無法進行。生物體內缺水若達一定程度，生命就隨之中止，因此說水是生命之源，和陽光、空氣一樣，是生命不可或缺，也是最基本、最必需的自然

資源。

1. 人在不同的時期體內的含水量

人是被水創造的，胎兒時期水在人體中占 90％，嬰兒時期水在人體中占 80％以上，成年時期水在人體中占 60％～ 70％，老年時期水在人體中占 50％。以上是現代醫學證明「人的老化是細胞乾燥的過程」，由此可見，水對人的重要性。

2. 人體中各器官的水分含量

眼球中水分占 99％，血液中水分占 83％，腎臟中水分占 82.7％，心臟中水分占 79.3％，肺中水分占 79％，肌肉中水分占 76％，腦中水分占 74.8％，皮膚中水分占 72％，骨中水分占 22％。

當人身體失水 20％就會致死，所以每天正常時需要 1 公升水，補充身體流失的水分。水可以維持細胞形態，增加新陳代謝功能、調節血液和組織液的正常循環、溶解營養素，使之易於吸收和運輸，並幫助排泄體內廢棄物、散發熱量調節溫度，使血液保持酸鹼平衡、電解質平衡。

生活小提示：

一般而言，人每天喝水的量至少要與體內的水分消耗量相平衡。人體一天所排出尿量約有 1,500 毫升，再加上從糞便、呼吸過程中或是從皮膚所蒸發的水，總共消耗水分大約是 2,500 毫升左右，而人體每天能從食物中和體內新陳代謝中補充的水分只有 1,000 毫升左右，因此正常人每天至少需要喝 1,500 毫升水，大約 8 杯左右。

很多人往往在口渴時才想起喝水，而且常常是大口吞咽，這種做法是不對的。水喝太快太急會在無形中把很多空氣一起吞咽下去，容易引起打嗝或是腹脹，因此最好先將水含在口中，再緩緩喝下，尤其是腸胃虛弱的人，喝水更應該一口一口慢慢喝。

一天當中飲水的四個最佳時間：

第一次：早晨剛起床，此時正是血液缺水狀態。

第二次：上午 8 點～ 10 點左右，可補充工作時間流汗失去的水分。

第三次：下午 3 點左右，正是喝茶的時刻。

第四次：睡前，睡覺時血液的濃度會增高，如睡前適量飲水可以擴張血管，對身體有好處。

溫馨提示：早上起來的第一杯水最好不要喝果汁、可樂、汽水、咖啡、牛奶等飲料。汽水和可樂等碳酸飲料中大都含有檸檬酸，在代謝中會加速鈣的排泄，降低血液中鈣的含量，長期飲用會導致缺鈣。而另一些飲料有利尿作用，清晨飲用非但無法有效補充肌體缺少的水分，還會增加肌體對水的需求，造成體內缺水。

知識連結：

水在人體內是非常重要的。水能幫助食物消化和吸收，沒有水，太乾的食物難以下嚥；無消化液幫助溶化，人體無法吸收營養；水是新陳代謝中各種化學反應必須具備的條件，沒有水，新陳代謝無法進行；要把營養物質運輸到各組織進行吸收，又要將廢棄物質運輸到排泄器官排出體外，這也離不開水；水能透過出汗幫助人體散熱，以保持體溫恆定；鈉、鉀、氯、鎂、鈣、磷等礦物質溶解於水中，維持體液正常的滲透壓；水是酶、激素（Hormone）、抗體（Antibody）的溶劑，沒有水就等於喪失了這些物質；水還是關節、肌肉的潤滑劑，沒有水分，它們便無法正常工作。

水是維持生命的重要物質。人體中各種組成成分中含量最多的是水，年齡越小體內含水越多。新生兒可達 80％，成年男性達 60％，婦女約為 50％。水在人體中的主要功能有：

1. 水是體內一切代謝過程的介質，人體需要的營養素可以透過水輸送到身體各個部位。一些難溶於水的物質以膠體（一種均勻混合物）的

形式被輸送，身體內產生的各種廢物也是透過「水」排泄到體外。

2. 水可以吸收較多的熱量，人體透過體液交換和血液循環把體內代謝產生的熱量從體表散發，利用水調節體溫。

3. 水還是一種潤滑劑，可維護臟器、關節、肌肉功能的正常活動。

十、水中的資訊與能量

你知道嗎？水中是含有資訊和能量的，目前日本國際水波動協會創辦人江本勝博士經過長達 10 年的研究，證實了水中有生命資訊存在，那麼水究竟能傳遞哪些資訊呢？

1. 水的訊息 —— 波的振動

在自然界中，這樣的話題看似玄妙，其實都可以用「波動論」來解釋。宇宙中有各式各樣的頻率波振動，但振動的頻率各不相同，相對也存在於接受這些振動的感應器，只是我們用肉眼無法看到。但水卻能傾聽得到自然界的各種聲音，並透過結晶體表現出來。

2. 水的能量化轉變

水表現出生命的資訊，與其說波振動對水產生了作用，莫不如說能量對水產生了作用。水受外界振動影響後，變成資訊水，資訊水再轉變成能量水。打個比方，就像我們將一塊磁石放在鋼針旁邊，鋼針被影響也具有了磁石一樣的磁力。有實驗證明，用穴檢儀（Electrodermal Screening）來改變水的波動頻率，製成資訊水，不同的人喝，會產生不同的反應。

3. 能量水的由來及特點

通常透過外來資訊讓水具有能量的水稱為能量水，如生命能量水。能量水具有自我清潔、抵抗引起疾病微生物的能力。人體內數十兆的細胞構

成一個複雜的人體機能系統，彼此間互相交流，進行重要的生物和化學交換。飲用能量水可以促進細胞更加和諧，疾病也會得到改善。

生活小提示：

雖然人類生存的星球 70% 被水覆蓋，但僅有 1% ～ 2% 的水被人類所使用。在滿足自然界對水的需求中，宇宙和自然的力量發揮了很大的作用，太陽熱能和波的功能讓水四處流轉，地球引力讓水圍繞在河流周圍，讓水匯集，岩石、太陽、地球，且最重要的是，對人體健康有著不可估量的作用。

知識連結：

由於人類可以和水產生共鳴，人的一念之差，可以讓地球成為不同的模樣，也可以讓水發生不同的變化，心中充滿愛與感謝，水會給予友好的回答，人們和自然也就充滿了幸福與健康。

1. 人的意識也能產生波動

人的想法會讓水產生改變。將一杯水放在太陽底下晒一段時間，讓水充分氧化並具有能量後，我們稍微將水晃動，再給予水信念，水就會變成具有能量的資訊水，水分子結構改變後，根據不同的病人，此水就會產生不同的療效。

2. 資訊水的「副」作用

有些水能帶給我們健康，相反，有些水帶來的卻是不利的影響。例如：鎮痛劑的波形正好與疼痛波形相反，用於身體後，疼痛就會消失。然而這些藥物進入體內後，幾種物質混合而成的波形也隨之發生變化，當物質恢復到混合前的波形，會對人體會產生一定的副作用。

第二章　多采多姿的水

　　水的世界多采多姿，它同樣有著自己的分類，有著各自存在的價值。比如礦泉水、純淨水、蒸餾水都有自己的特點。正確的選擇和了解所選擇的水，你會發現帶給我們的不僅僅是健康的體魄和幸福的生活，我們還可以充分享受生活。

一、蒸餾水 —— 純淨水不等於健康水

　　蒸餾水是純淨水的一種，但並不等於健康的水。蒸餾水顧名思義就是，水經蒸餾後所得出的液體，對於蒸餾水還有更專業的說法：水沸騰時產生蒸氣，再收集蒸氣，蒸氣冷卻凝結後所得出的水便是蒸餾水。而所謂的蒸餾，就是使液體沸騰產生蒸氣，是一種純化液體的技術。

　　蒸餾水也被稱之為純水，但並非真正意義上的純水，因為真正的純水是罕見的。所謂的純水是用鉑或石英器皿，經過數次蒸餾取得，當然，這也只屬於相對意義上純水，可以說在這個世界上沒有 100％ 的純水。對於蒸餾水，人們存在不同的認知，有人說：蒸餾水是純淨水再次淨化後的產物，可以放心使用；也有人這樣說：正是因為太乾淨了，不足以滿足人體所需要的營養成分。這樣的說法到底對不對？現在就解開你心裡的疑慮。

1. 蒸餾水的優點

　　許多地區因地質的原因，水質極差，水中的化學物質含量過高，或是鹼性過大，這時蒸餾水就成了當地居民日常生活的首選。曾有醫學專家表示過，由於現代人不正確和不規律的飲食習慣，在食物中或多或少都會攝取一些毒素，如果我們飲用的水沒有經過濾除毒素，那麼可能會因為毒素

在體內的累積，導致身體細胞無法正常代謝，身體狀況也會受很大的影響，因此醫生建議某些患有環境疾病的朋友，適當的飲用蒸餾水可以達到淨化身體的作用。

蒸餾水對於免疫力不高的嬰兒比較合適，尤其是腸胃不好的嬰兒。蒸餾水的特點就是不含有任何雜質，給嬰兒沖泡奶粉，可以降低腹瀉發生的機率。其實蒸餾水對許多病人都是最佳的選擇，如：心臟病、腎病、高血壓等患者都可以適當使用。此外，除了經過嚴格過濾的逆滲透純淨水，蒸餾水是相當合適的飲用水，這也是蒸餾水廣受民眾喜愛的原因之一。

2. 蒸餾水的缺點

大家都知道水中含有很多人體需要的礦物質和微量元素，利用蒸氣設備使水蒸餾，雖然這樣去除了水中的重金屬離子，但並沒有去除沸點後殘留的微小有機物，這些有機物（organic matter）隨蒸氣冷卻後又凝結到水裡，人在長期服用這種水的同時，也將有機物也飲入體內，長期下去，對身體的健康很不利。據相關資料介紹，英國人喝了幾十年的蒸餾水，全民身體水準下降，後來英國規定不能喝蒸餾水，歐洲國家也有此規定。

比起其他的水，蒸餾水是口感較好的純淨水，沏茶、烹飪食物都可以，但同時也沒有屬於自己的「味道」，這也可以說是蒸餾水的一個小小的缺點。

生活小提示：

為了身體健康，請大家不管採用什麼技術生產的蒸餾水，都不要多喝。因為在蒸餾水製作的過程中，除了消弭對人體的有害物質，同時也去除了對人體有益的營養成分。一定要做到正確識水，慎重選水，明白飲水。

知識連結：

　　人體要從水中攝取大量的微量元素和礦物質，如：鈣、鉀、鎂……等。這些元素不僅形成了人體的各種組織、細胞和感官，還有許多特殊的功能。

1. 水中的鈣

　　人體骨骼中主要成分就是鈣，血液中也有鈣的存在。鈣不僅能阻止鉛和鎘等有害物質的入侵。還能在人的皮膚受到傷害流血時，讓血液很快凝固。缺鈣會引起肌肉抽搐，嚴重的會有佝僂病（Rickets）。

2. 水中的鉀

　　鉀是細胞內的主要陽離子，它的作用是維持細胞的正常結構和功能。缺鉀會導致心肌壞死。

3. 水中的鎂

　　鎂離子也是人體細胞中主要的陽離子之一，是酶反應中很重要的元素。在缺乏鎂的地區，相對來說癌症的發生率較高。缺鎂還會造成心肌或骨骼局部的壞死與發炎。

4. 鋅、硒、氟

　　雖然鋅、硒、氟在人體中占很小的分量，但也是人體中不可缺少的。這些微量元素都可以從我們每天飲用的水中獲得。

二、天然礦泉水 ── 天然的水，健康的水

　　天然礦泉水是自然界出產含有一定礦物質和微量元素的泉水。礦泉水的水質柔軟，沒有雜質，喝起來也會略感甘甜，因為它是由地層深部

經過層層砂岩滲透循環而來的。根據相關測定，各地礦泉水所含礦物質不盡相同，但都含有多種微量元素包含：鍶、鋰、硒、鋅、碘、溴化物（Bromide）、偏矽酸（metasilicic acid）、游離二氧化碳（溶於水中的二氧化碳）等等。

1. 天賜的養生水

　　天然的礦泉水在地下經過幾十年或上千年地質作用形成。相傳早在金元時期，醫學家李東垣就在其著作《食物本草》一書中，記載了中國幾百個礦泉水的發源地及養生的作用。像河南禹州西玲瓏山的湧泉，有潤膚美髮的功效；福建松山縣上方山的煉丹泉，有延年益壽之功效；江西于都縣紫陽院內的甘酸泉，有讓白髮變黑髮的功效；還有四川的牛跑泉、甘肅天柱山的天柱泉、廣東化州的風泉等等，都具有不可比擬的天然性和神奇的功效。

2. 健康的保健水

　　說天然礦泉水為保健水一點也不為過，國內外有相關報導指出，長期飲用礦泉水可以降低心血管疾病的發生率及死亡率。天然礦泉水還具有健胃消食的作用，尤其是含有碳酸氫鈉的水，碳酸氫鈉進入胃中後可以分解成二氧化碳和水，而二氧化碳能促進腸胃的蠕動，有助於消化液的分泌，更能增進食慾。天然礦泉水還能調解人體的酸鹼平衡，水中的礦物質進入體內後呈生理鹼性，常食用肉類、蛋類或麵食的人，體內往往呈酸性，在這種情況下，天然礦泉水就能發揮調和的作用。天然礦泉水不但被稱為長壽飲品，也受愛喝茶人士和餐館界朋友的青睞，它沏茶不僅能使茶色明亮，還能充分的展露茶香；美食家認為天然礦泉水中含有珍貴的天然礦物質，可以和食物中的營養成分有互補的作用。

　　對於有這麼多功能的保健水，是不是喝的越多越好呢？我們常說不管做什麼，都要有限度，喝水也一樣，哪怕它是再好的保健品。

3. 合格的「國際標準」水

　　根據世界衛生組織及國際相關標準，在開採水源之前，首先要對礦泉水水源經過一年的水溫、水質、水位及水量的監測，監測動態度變化是否穩定，是否無汙染，還要對其進行 54 項水質指標測試，均通過測試方可開採，對此某些國家還頒布了天然礦泉水界限指標，如下：

- **鋰**：大於或小於 0.20
- **鍶**：大於或小於 0.20（含量在 0.20 ～ 0.40mg/L 範圍內時，水溫必須在某些方面 25℃以上）
- **鋅**：大於或小於 0.20
- **碘**：大於或小於 0.20
- **硒**：大於或小於 0.010
- **溴化物**：大於或小於 1.0
- **偏矽酸**：大於或小於 25.0（含量在 25.0 ～ 30.0mg/L 範圍內時，水溫必須在某些方面 25℃以上）
- **游離二氧化碳**：大於或小於 250
- **溶解性總固體（Total dissolved solids）**：大於或小於 1,000

　　生活小提示：

　　天然礦泉水按礦物質含量，可分為高礦礦泉水和低礦礦泉水。一般來說，成年人需要的飲用水每天是 0.5 公升，但也要根據每個人的身體狀況的不同，和對微量元素的需求量也不同而定。而身為消費者，在購買時應該多留意礦泉水商標上標注的水中離子含量，以及鉀、鎂、硫酸根等微量元素的含量和比例，一般鈣高鈉低的為上品。

知識連結：

1. 礦泉水的類型

　　天然礦泉水被分為兩類：一類是飲用礦泉水，另一類是醫療礦泉水。飲用礦泉水一般又被分為：碳酸氫鈉型、氯化鈉型、重碳酸鹼土型、硫酸鹽型及單純型，使用很廣泛。相對而言，醫療礦泉水在使用方面有局限性，因為醫療礦泉水中所含的礦物質、有害物質和放射性特質的含量較高，口感也差，因此只能作為礦泉浴使用。

2. 礦泉水的生產流程

　　礦泉水的加工大致由七個步驟完成：原水 —— 曝氣 —— 砂濾 —— 精濾 —— 臭氧消毒 —— 灌裝 —— 密封 —— 檢驗。曝氣是指將原水借助紫外線的光譜能量，讓菌體內的核蛋白質變性，從而使細菌新陳代謝喪失繁殖能力，導致菌體細胞受到破壞而死；砂濾和精濾是指將水中水藻、砂粒、細菌的殘核及大大小小的雜質過濾掉；臭氧消毒是指借助臭氧極強的還原能力，瞬間分解水中的有細菌、細菌芽孢、病毒、微生物和機物質；灌裝時，大多採用無菌塑膠瓶在無菌的環境下進行。然後密封，最後的工序就是檢查礦泉水水中的雜質和細菌是否超標，根據結果來決定礦泉水是否能出廠銷售。

三、天然泉水 —— 與礦泉水原本是一家

　　天然泉水和天然礦泉水本是一家，是深層地下水的一種。可以說天然泉水是礦泉水的前身，但兩者是截然不同的生活飲用水。有教授發表過這樣的觀點，天然泉水是健康的飲用水，由於經過長期土壤、岩燦的過濾而產生，雜質被反覆清除，水質保留了人體必需的礦物質及微量元素。

1. 驚奇的天然泉水

天然泉水長期與含有特殊成分的岩石接觸，產生了對人體有益的礦物質和微量元素，符合人們潔淨用水的要求。在對天然泉水做化學實驗分析後，我們驚奇的發現天然水中所含的鍶，對人的骨骼發育生長和軟化血管有著奇特的功效，長期飲用還可降低關節炎、冠心病發生率。鋅具有維持睪丸正常生理，更有助嬰兒、兒童發育。鋰對造血幹細胞（Hematopoietic stem cells）有刺激作用，增強免疫細胞功效，稱之為「驚奇之水」也不算為過吧！

生活小提示：

經調查，許多人飲食結構仍是較為單一，因此生活中不能經常只飲用一種水，長期飲用一種水，人體所需要的鉀、鈣、鎂等無機元素會逐漸減少，鋅、硒、氟等多種微量元素也會隨之消失。久而久之，會造成人體的營養失衡。

知識連結：

優質、營養、安全是綠色食品的品質特性。恰好天然泉水的第一特性也是安全性，安全性就是在合理的情況下使用正確的量，而不會引起身體危害的特性。天然泉水除了具安全性外，還要有優良的品質和營養價值。

1. 綠色的天然泉水

一位長期研究水資源的教授說過：「純淨水的水分子不易通過細胞膜，會導致身體內有益的生命相關元素向體外流失，降低了人體免疫力，甚至引發某種疾病。」而天然泉水有純淨水沒有的營養價值。

2. 天然泉水的深遠意義

　　對健康而言，我們所需要的是清潔乾淨對人體無害的天然飲用水，天然泉水的物理性質和化學成分，是環境中的氣候、地形地貌、水文、地質、土壤、植被等多種因素的綜合反映。真正優質的水，是人類飲水最理想選擇，也是對身體最有好處的。

四、礦泉水 —— 水中含有礦物質比不含礦物質好

　　在了解礦泉水前，我們要先了解一下什麼是礦物質，礦物質是人體內無機物的總稱，是地殼中自然存在的化合物或天然元素。在人體裡礦物質所占的位置就像維他命一樣，是必須的元素，身體無法產生與合成。

1. 何為礦泉水

　　礦泉水大多以自來水為原水，經過純淨化加工，添加礦物質，再殺菌處理後罐裝而成。

2. 礦泉水的發展史

　　相傳歐美國家在上世紀末，就有礦泉水行業採用純淨水添加礦物質濃縮液的方式製造礦泉水，但由於其技術不成熟，飲用時的安全性也很難確保，因此這種手法早被放棄。同時他們認為進行殺菌處理後的不是礦泉水，沒有經過殺菌處理，在很深的地下水源採集來的水，並在沒有與空氣接觸前罐裝密封好，才是真正的礦物質水。

3. 單憑礦泉水補充身體所需的元素是不合理的說法

　　有些人會誤以為礦泉水能補充身體所需的元素，但科學家指出，水的酸鹼度是由水中所含的離子決定，當純淨水去掉礦物質陽離子時，水會變

得偏酸性。而目前礦泉水在生產流程上，是採用在純淨水中添加人工含氯化鉀、硫酸鎂的酸性礦化液，這些酸性的礦物質濃縮液在水中分解，產生大量氯離子和硫酸根離子，反而使它的酸度更低，從而無法被人體細胞有效的吸收，此外，這些由人工分解的鎂離子和鉀性質極其不穩定。

生活小提示：礦泉水的八種好處

- 安全 —— 不含雜質，水質純淨，能排出人體內的毒素，延長人體器官壽命。
- 鮮活 —— 與自來水連接，確保現製現飲，水質甘甜。
- 經濟 —— 價格不高，很實惠。
- 養生 —— 容易被人體細胞吸收，增強免疫力。
- 強體 —— 不含任何雜質或有害物質，幫助肝臟、腎臟等器官減輕負擔。
- 防病 —— 預防消化循環系統和泌尿系統疾病。
- 抗老 —— 礦泉水能保證人體所需水分，有效抵抗老化。
- 活膚 —— 礦泉水能促進皮膚血液循環及新陳代謝，維護皮膚正常的弱酸性。

知識連結：

前面有講到礦物質水是由人工合成的一種水，正因如此，也就難免會有偏差，在技術上很難控制精準，所以在添加礦物質的時候，往往會採用比較保守的做法，比如只添加鎂和鉀兩種礦物質。然而，這樣的含量遠遠達不到飲用水標準，反而會導致其他營養成分的流失，例如：鎂過多，鈣會流失；鉀過多，鐵會流失，自然也就難以發揮真正的營養均衡的作用，這也就產生了礦物質水中的礦物質含量不均衡一說法。

五、離子水 —— 神奇之水

　　離子水，又名電解水，是水處理器對自來水利用活性炭作為過濾層，過濾後使之達到淨化指標亦達到國家級水標準，再透過隔膜電解生成的活性水。離子水，又分為鹼性離子水和酸性離子水兩種，前者供飲用，後者供外用。

1. 鹼性離子水的特點

　　鹼性離子水有防病治病的效果，也可以改善酸性體質，不含對人體有害的物質，如有機物、餘氯、重金屬、細菌及病毒，促進人體的新陳代謝，消除過多的自由基（身體經過新陳代謝後所產生的物質），還能使人體中細胞的生活環境，時刻保持在健康旺盛的狀態。

2. 鹼性離子水與人體健康

- **平衡儀功能**：隨著生活水準的提高，人們在日常生活中食用魚和肉類居多，而這些食品屬於酸性食品，人的體液、血液一般為弱鹼性，如再攝取大量的酸性食品就會影響人的身體健康。人類身體只有處於弱鹼性體液條件下，各種重要的生理變化過程才能處於最佳運行狀態，如何讓人的身體處於一個良好的狀態，除了飲食上我們要多多注意，長期飲用弱鹼性離子水也是辦法之一，這樣能中和體內過多的酸性物質，從而調節人體酸鹼平衡，使人體達到健康狀態。

- **保健功能**：在生活中鹼性離子水有很好的保健作用，還曾被醫學界公認為有消除老化因素的特殊功效，它能有效溶解血管壁上的脂肪，軟化、暢通血管，同時生飲可促進新陳代謝，防止便祕，排除體內毒素。浸泡中藥選擇鹼性離子也有很好的功效，能提煉出中藥的精髓。離子水中所含的鈣離子能促進心臟收縮，對心臟病、高血壓，腦栓等心血管疾病有很好的防治作用。鹼性離子水還富有活性鈣離子，對人體的生長發育及健康方面有著保護作用。

- **清道夫功能**：分子團越小的水，所具有的動能越大。自來水的水分子團是由 5 個水分子組成的，而鹼性離子水的水分子團則是由 5 ～ 7 個分子團組成，直徑也比普通的分子團直徑小一半，可見鹼性離子水是分子團最小的水。它溶解速度快，能將未被細胞完全吸收的養份和身體內積存的脂肪、膽固醇和其他物質充分溶解並排除體外，提高身體排毒能力和免疫力，有效清除體內垃圾。

3. 鹼性離子水與其他飲用水的不同

物理學博士三宅篁先生說過：「這世上能製造出的水最好的就是鹼性離子水」。可見鹼性離子水與其他用水，如礦泉水、純淨水等有很大的不同。礦泉水含有一些礦物質，未被氯或有毒有機物汙染為其優點。缺點是礦泉水溶解力差。純淨水優點是氯減少，缺點是變純淨的同時礦物質也隨之消失。

4. 酸性離子水

再來說說酸性離子水，先介紹一下酸性離子水的特點是：

- **收斂作用**：可以收斂肌膚，達到肌膚緊致的效果
- **除菌能力**：有抵制細菌繁殖的作用
- **洗淨力強**：有漂白和潔淨的功效
- **導熱功能**：這點與鹼性離子水不謀而合

綜上所述，酸性離子水適用於美容、洗滌、沐浴等領域。

5. 酸性離子水和鹼性離子水的不同

酸性離子水是由 7 個水分子組成，也屬於小分子水，和鹼性離子水的區別在於，它的水分子要比鹼性離子水多一個水分子。用途也有很大的不同，酸性離子水不能直接入口飲用，但在醫學方面卻有著突出的成績。經臨床實驗發現，酸性離子水可代替外用鹽水和苯扎氯銨（Benzalkonium chloride）等消毒劑。

　　酸性離子水的氧化力很強，殺菌力也及強，可有效的破壞菌體的蛋白質和酶，改變蛋白質的成分，從而達到殺菌的效果。

生活小提示：

　　在使用離子水前要先了解水的特性。鹼性離子水最好不要加熱飲用，不是說鹼性離子水加熱後就不能使用，而是加熱後的離子水的溶氧容易消失，活性也會有所下降，因此鹼性離子水建議冷水飲用。在家庭生活中飲用離子水時，一定要選用離子水專用飲水機，因為普通的飲水機只能對水做簡單的處理，發揮不了離子水的特性。還應注意使用離子飲水機時，應即時的清理解槽，以免汙染到飲用水。

知識連結：

　　長期飲用離子水是世界長壽族群的奧祕。根據生命科學研究證實，鹼性離子水可明顯調節體液酸鹼度，分解體內酸毒及有害物質，且鹼性離子水易滲入人體細胞核參與個體代謝，可有效提高人體的免疫能力預防多種疾病。

1. 對神經系統

　　鹼性小分子團離子水含氧量高，可以使神經細胞活躍，人體可以處於良好的健康狀態，保持旺盛精力，大腦供氧充足，消除頭暈眼花，時刻保持頭腦清醒。

2. 泌尿系統

　　經醫院臨床驗證，飲用鹼性小分子團離子水對治療泌尿結石有效，94.7％形成結石的原因是：水質差，硬度過高，尿中結晶物質濃度過高，加之尿道感染，運動減少，導致結石產生。鹼性小分子團離子水

的溶解力比普通飲用水高 40.8％，可溶解鈣鹽，排除結石。

3. 消炎消毒

飲用鹼性小分子團水治療咽炎，扁桃體炎有效降低 96.7％，咽喉炎、扁桃體炎與口腔潰瘍大多反應著人體免疫功能低下，飲用鹼性小分子團離子水比普通水更能使體內血清溶菌酶（Lysozyme）濃度提高，從而增強人體免疫。

4. 心腦血管

飲用鹼性水分子離子在防治心腦血管疾病有重大的意義。醫學研究發現，鹼性小分子團水具有改善循環，減輕血管皮內損傷和增強其生理功能，減少血小板和紅細胞的黏附與聚集，增加微血管血流速度，從而能預防血栓形成，增加器官的血液灌流量，使心腦血管功能增強。

六、磁化水 ── 奇蹟之水

了解磁化水之前應該先了解「磁」的性質和功能。從地球上有生命以來，地磁場就在地球表面形成了龐大磁場，保護了地球大氣層不被太陽和風吹走，也防止大部分宇宙射線對人類所造成的輻射和傷害。因而地磁場可以說是對生命有益的適量磁場。但是地磁場並不是恆定不變的，如果磁場一旦發生變化，會對人體的健康產生很大的影響。人類生活的大磁場中，假如磁場方向和磁力大小突然出現不規則的變化，這一地區的疾病發生率與死亡率就會明顯增加。

地球上有南北兩個磁極，磁力線從北極到南極形成閉合環狀，科學家發現，地球的磁場在不斷變化，不同地方的磁場方向和強度均以不同的方式產生變化。而地球上多數地區的磁力普遍減弱了 10％ 左右。科學技術和經濟的發展，使得人類賴以生存的自然環境也在悄悄發生變化，影響到了

地磁場對人體的正常作用。現在生活在都市的人們，體內往往磁力不足，這是由於城市裡高樓林立，其鋼筋水泥構成的樓體、地面對地磁場造成影響，縱橫交錯的電線、電纜、無線電波及川流不息的車流干擾了大自然的磁場，從而造成人體磁力缺乏及磁紊亂。

1. 磁化水的原理

　　磁化水是一種被磁場磁化的水，透過一定強度的磁場，普通水就會變成磁化水。早在 500 年前，明朝大醫學家李時珍就已發現磁化水具有去瘡瘍、長飲令人有子、壯陽宜入酒等功效，也素有「神水」、「魔水」之美名。

　　磁化過的水，水性質會發生很大的物理和化學變化。原本的氯氣和水，經磁化後，氯氣和水發生反應生成鹽酸和次氯酸，次氯酸又分解成鹽酸和新生態氧。新生態氧具有極強的殺菌、消毒的功能，所以經磁化處理過的水，可以直接生飲，這就是磁化水的奧妙之處。

2. 磁化水的特性

　　磁化水的特性呈弱鹼性。汙染小、小分子團水、滲透力強、溶解性好、負電位，能消除自由基，水中含有比例適當的礦物質及微量元素。磁化水為小分子團水，透過磁力線的作用，大分子團水被切割成小分子團水，只有小分子團水才能進入細胞，啟動鈣系統、酶系統、活化組織細胞、發揮生命的活力。所以磁化水又被稱為功能水，健康水。

生活小提示：生活中處處可見的磁化水

- **洗臉**：皮膚細嫩，防止黑斑、雀斑及皮膚老化。
- **解酒**：多喝磁化水，迅速解酒，不適感馬上消除。
- **護髮**：磁化水洗髮，可預防頭皮癢、頭皮屑、頭髮光亮柔順，不用護髮素。
- **煮麵**：麵條、煮餃子不沾黏，和麵不用醒馬上就能用。

- **沏茶**：可防止單寧溢出，使茶味更甘醇、不澀苦，冷卻後仍可以喝。
- **奶粉**：可完全溶解，不容易酸敗且更可口，奶香味更濃。冷水也可沖奶粉。
- **吸菸**：可減少尼古丁在身體中產生危害，口腔減少異味，牙齒不會黑黃。
- **洗澡**：可預防各種皮膚疾病，更可使皮膚細胞活化、有彈性。
- **煮飯**：米飯更可口，剩飯用磁化水煮與新米一樣黏稠有香味。
- **煮湯**：可使各種菜餚保持原味更鮮美。
- **盆栽**：澆花使花木茂盛，無病蟲害，花期能延長且花鮮豔。
- **養魚**：魚缸不長苔，使魚存活率提高。
- **熬中藥**：可使藥物成分完全析出，增強藥效
- **洗衣服**：去汙力強，省時、省水、省電、省洗衣粉。
- **沖咖啡**：更濃香，可長時間保持香味，消除刺激性。
- **清洗蔬果**：清香可口，不易腐爛，洗完葡萄隔夜不會有小飛蟲。

知識連結：

　　地球磁場是所有生命的保護性物質，它和空氣、陽光、水和適溫度一樣重要，很難想像如果沒有地球磁場，生命是否能夠像現在一樣生存下去。假設沒有磁場的保護，宇宙射線就會以非常密集的形式攻擊整個地球，從而給各種生物帶來危害，因此，地磁場也有地球第四生命要素的之稱，而隨著科學的進步，人們又發現在地磁場的影響下，磁化水也有廣泛的應用性：

1. 在工業上

　　磁化水在工業上很好的經濟效益，現已廣泛用於各種高溫爐的冷卻系統，能提高冷卻效率、延長高溫爐的壽命。建築業用磁化水來攪拌混凝土，大大提高混凝土的黏稠度；紡織業用磁化水退漿（去除織物上漿料的過程）、印染廠用磁化水調色也都取得很好的效果。

2. 在農業上

可使土質更鬆軟，加快有機肥分解，刺激農作物生長。用磁化水種田，能使種子出芽快，發芽率高等；畜牧場用磁化水餵養家禽家畜，如：牛、馬、雞等，可以減少流行疾病的傳染。

3. 在醫學上

磁化水不僅可以殺死多種細菌和病毒，還能治療多種疾病。磁化水對治療各種結石病症，如膽、膀胱、腎等結石、胃病、高血壓、糖尿病及感冒等均有療效。

4. 日常生活中

磁化水有神奇的洗衣粉之名。用磁化過的水溶解洗衣粉洗衣服，衣服可以洗得更乾淨，更有趣的是，單用磁化水洗滌衣物，效果也很令人滿意。

七、冰川泉水 ── 最好的水

先把冰山泉水放到一邊暫且不說，只看到「冰川」兩個字就會有這樣感覺 ── 久遠、宏大，也帶點神聖感。冰川是地球最古老的水源，也是地球淡水的來源，那麼冰川又是如何形成的呢？

1. 冰川的形成

我們知道越往高處溫度越低，當海拔超過一定高度的時候就會形成冰川。其實，冰川只是水存在的一種形式，要形成冰川首先要有一定數量的固態降水，其中包括雪、霧、雹等。在百科全書中曾這樣描述冰川的由來：「冰川是由降落到地面的雪轉變而來的，雪的晶體密度逐漸增加，轉化變為粒雪（介於雪花和冰體間的雪顆粒），其後，占優勢的雪粒晶體直徑增大，

粒雪的晶密度也在增大，當密度達到每立方約 0.84 克時，粒雪之間便沒有空隙，冰川也就隨之而來」。冰川也可以解釋成是由冰組成的，水的固體和液體，有很大差別。尤其最明顯的一點為冰川表面會出現許多裂隙，有的裂隙會有十幾公尺深，但裂隙極少超過 60 公尺，裂隙的存在恰好證明冰川有脆性。

2. 冰川是會運動的

很少有人見過冰川，但事實上冰川與人類有著不可分割的關係，中國的長江和黃河就源於冰川，還有著名的河西走廊裡的綠洲就是靠祁連山冰川哺育。除此之外，你知道冰川是會運動的嗎？其實冰川有時會像水流一樣的運動，它的頻率是中間快，兩邊慢，偶爾也會出現漩渦狀。冰川運動的速度，每天平均不過幾公分，最多也不會超過數公尺，這些微小的運動，人類用肉眼是無法察覺的。

運動速度最快的冰川是格陵蘭的冰川，可以稱之為世界之首，每年可運動幾千公尺。其他地區的冰川，如比較著名的阿爾卑斯山的冰川，每年的運動速度不過 800 公尺到 150 公尺。而中國冰川大多數是大陸性冰川，物質循環較更為緩慢，因此運動速度比較低，像天山和祁連山的冰川，夏季運動速度要比冬季快 5%。造成這種差別原因之一是冰川溫度的變化，當冰川增溫時，冰的黏度就會迅速減小，冰的黏度隨溫度的降低而下降，因此得出一個結論：冰川的運動速度夏快冬慢。

3. 冰山泉水「最好的水」

冰川泉水來源於冰川水。良好的地理環境、特殊的地質結構和自然磁場，造就了冰川泉水的生命活性。冰山泉水有長達 1,000 年以上的水齡，接近於零汙染，熔點和沸點低，表面張力很大，是天然的弱鹼性水，不但 pH 值比例均衡，還富有純天然的微量元素。

4. 冰川泉水 —— 千年傳奇之水

　　冰川泉水，富含人體所需微量元素，是罕見的優質原生態冰川泉水，還得到相關研究機構認證。說起千年冰泉水，就不得不提到藏族，雖然那裡的生活環境相對貧窮，也沒有現代化的科技與資訊，但上天卻是公平的，賜予了他們世界上最純淨、最健康的達古冰川泉水。

生活小提示：

　　科學研究發現，冰川泉水是遠離工業、遠離人群、無現代化汙染的原生態保健水，還具有能預防疾病和輔助治療的效果，如：可增加降血糖藥的功效、改善血糖、脂肪代謝，有效抗疲勞並加快無氧運動後乳酸代謝，提高身體氧化功能。

八、海洋深層水 —— 後起之秀，市場廣闊

　　從海洋學的理論上嚴格來講，海洋深層水是水深在 200 公尺以下的深層海水，地球上的海水有 95％為海洋深層的海水。現在世界上開發和利用海洋深層水的國家只有挪威、日本和美國。

1. 海洋深處的水

　　從海洋學上可將海洋水分為三層：200 公尺以上的海洋水稱海洋表層水；200 公尺～ 700 公尺之間的海洋水稱海洋中層水；900 公尺以下的海洋水則為海洋深層水。經過近年來對海洋深層水的研究，發現海洋深層水的水齡很長，超過千年之久，屬於小分子團水，水質很好，是理想的飲用水水源。另外水所含的礦物質豐富，平均每一公升海洋深層水中含有鎂 1,220 毫克，鈣 365 毫克。

海洋深層水調節著全球海水溫度，以及養育水中生態的兩大職責。雖說海洋深層水不會直接受到人為的汙染，但近年來，隨著全球氣候變遷，對深層海洋水也有一定的影響，政府部門應做好妥善的保護工作，畢竟海洋是全人類賴以維生的資源，若因保護不當而受到侵害，是金錢也彌補不來的。

2. 海洋泉水和陸地水的區別

海洋水和陸地水的區別，主要區別在於海洋水中的鎂含量高於陸地水中的鎂含量，還含有鈣，而且鎂與鈣成呈 3：1 的黃金比例，和人體血液中所含的鎂和鈣的比例驚人的接近。最近國際上成立了海洋深層水利用協會和海洋溫度差發電等國際組織，隨著對海洋深層水的不斷開發，它的利用價值引起了世界範圍的關注。但目前，人類對海洋深層水的認識和開發還都處在初級階段，許多利用價值有待於我們繼續開發。

生活小提示：

海洋深層水不僅能促進酵母菌（saccharomyces）的繁殖，還能當做鹽，甚至還可以作為果汁的調味劑，也能用於治療過敏性皮膚炎（allergic dermatitis）、抗焦慮。我們可以總結出海洋深層水具有許多其他水無法取代的特性，單憑它具有的潔淨、營養豐富與極易吸收的特性，海洋深層水就值得我們去關注。

知識連結：

海洋泉水的一些特性：

1. 無菌清潔性

位於海洋無光層的深層水，是非常清潔的無菌自然之水。除了不受

陸地、大氣化學物質、病菌的汙染外，海洋深層水本身也是無病原菌的。因此，是 100%的「綠色」之水。

2. 易吸收特性

海洋深層水億萬年在深海強大的水壓作用下，讓其水分子團明顯小於陸地上的水分子團，因此該水分子團極容易為人體所吸收。

3. 成分穩定性

與海洋表層水相比，海洋深層水中含有曾經孕育過生命、對植物生長和人體健康都不可缺少的 90 多種礦物質、礦物質以及微量元素。除了其含量豐富外，這些水以漫長的時光流動於「無光層」的海洋深層，沒有光合作用，不受外界影響，因此所含的礦物質及礦物質的成分十分穩定。

4. 低溫安定性

海洋深層水不像海洋表層水那樣溫度變化無常，因終年不受陽光照射，深層水終年溫度不變，溫度始終體質在 8℃～ 10℃左右。

九、富氧水 —— 證據不足，慎飲

富氧是指應用物理或化學方法，收集空氣中的氧氣，而富氧水則是指在純淨水的基礎上添加活性氧的飲用水。其實富氧水對我們而言還是一個比較新的概念，確切來說還沒有找到更加權威的定義，在一段時間中，富氧純淨水、富氧礦泉水閃亮登場，各大廠商還紛紛喊出多「吸氧」可以抗疲勞，更宣稱水中氧含量越高，水的品質就越高，對身體更健康，但有日本專家曾指出，多「吸氧」可有效抗疲勞是缺乏科學依據的。

1. 富氧是有一定的益處

　　普通自來水每公升的含氧量為 4 ～ 5 毫克，而每一公升富氧水中氧含量則大於或等於 35 毫克。1968 年有報告指出，飲用富氧水對健康有益，為人類的健康帶來了新的福音。富氧液體已經廣泛應用於各種嚴重病人的急救和多種缺血缺氧性疾病的治療，還曾用在體育界裡，例如高壓氧艙可以緩解運動員的運動疲勞，加速體力的恢復，還有人用動物做過相關實驗，結果證實富氧水具有一定的緩解體力疲勞作用，可見飲用富氧含量的水在一定時期內能表現出一定的益處，但不代表有長遠使用性。

2. 過量吸氧會加速生命衰老

　　因為進入人體的氧與細胞中的氧化酶（oxidase）發生反應，細胞高強度工作，加速了細胞的衰老過程。我們用數字說明：假設人的壽命為 70 歲，按照正常的呼吸每分鐘 15 次，則一生總共呼吸 551,880,000 次，再按成年男性平均肺活量為 3,500 毫升，空氣中氧含量為 20% 計算，一生中人一共需吸氧氣 405,631,800 公升，這樣的數字在正常的生活狀態下，足以維持身體運轉 70 年，但現在要是透過其他的途徑補充氧氣，使身體在一定時期內高速運轉，加入身體的負荷，最終的結果就是適得其反，不但不能長壽還縮短了壽命，並無益處。

3. 人體是一個聰明的身體

　　人體有著非常優秀的自我調控能力。例如在運動過後身體常出現疲勞、乏力的情況，這很正常，這些資訊是在提醒身體需要休息了。這時要是透過高濃度氧氣來恢復體力，無疑是在強制身體高負荷運轉，表面上體力恢復了，或許此時的身體內部反而更加疲勞。

4. 富氧水「富」了誰

　　到底富氧水瓶子裡究竟賣的是什麼「藥」。看了一下成分，沒有特別之

處，就是普通的汽水，只是比可樂裡少了些焦糖色素，多一些氧氣的飲料而已。那到底裡面有多少氧氣呢？似乎無從考證。富氧水賣的這麼貴的原因，猜想是聽上去很神奇的「富氧」二字吧！還有很重要的一點，生產廠家的大勢宣傳也有影響，更甚者居然把富氧水稱為 21 世紀健康飲用水。另外一小部分原因，是由於富氧水的包裝瓶精美，巧妙的瓶蓋將喝水變成了一個有趣的活動，喝完之後再灌入白開水，出去遊玩時帶上方便又精美。綜合來看，富氧水到底富了誰呢？毫不客氣地說，富氧水真正「富」的是生產商。

生活小提示：

　　生活中超市也可以買到富氧水，主要成分有：白砂糖、純淨水、檸檬酸、檸檬酸鈉、果葡糖漿、二氧化碳、食用香料、氧。事實上，偶爾飲用富氧水不會產生問題，但若是作為飲用水長期飲用，一定要慎重。經過觀察考證，富氧水中所含的氧含量是不是越高越好，還有待進一步研究證實。此外，富氧水的儲存期較少，在自然狀態下，瓶蓋開啟後，水中多餘的氧在常壓狀態下，會外溢到空氣，保質期會隨之減短。所以富氧水更適合作為醫療用水，在醫生的指導下飲用。。

知識連結：

　　這種水中確實有氧分子，進入胃之後，透過胃絨毛細胞膜，直接進入細胞內，期望與血液中的氧一樣，讓細胞內粒線體分解各種營養物，生產能量。但事與願違，粒線體本身從新鮮血液得到的 95% 生態氧用來燃燒葡萄糖轉化成熱量，而 5% 的生態氧轉化成氧氣分子並吸收一個電子，成為可怕的超氧自由基（Superoxide），破壞細胞的正常分裂，成為人類衰老的最重要的根源。

　　經過考察，富氧水並不是理想的飲用水。那什麼樣的水是健康的呢？

暫時找不到更標準的說法前，我們對健康水的理解為：不含對人體有毒、有害物質、無異味、水的軟硬度適中、pH 值呈中性或微鹼性、水中溶解氧及二氧化碳適中、水分子團小、易於人體細胞吸收，水的營養生理功能要強，如滲透力、溶解力、代謝力。注意，這裡說的是水中所有溶解的物質都是適中，不能沒有，但也不是越多越好。

十、蘇打水 —— 天然比人工好

天然蘇打水是世界上稀有資源。蘇打水是碳酸氫鈉的水溶液，含有弱鹼性。醫學上可外用於消毒殺菌，內服可治胃酸過多，適當飲用可綜合人體內的酸鹼平衡，改變酸性體質。。

1. 蘇打水的好處

天然蘇打水除含有碳酸氫鈉元素外，還含有多種微量元素成分，因此也是上等的飲品。目前，世界上只有法、俄、德等少數國家出產天然蘇打水。天然蘇打水富含硼、鋅、硒、鉻等離子礦物和微量元素，這些微量元素呈離子狀態，更易被人體吸收，有理想的 pH 值。

蘇打水有抗氧化作用，能預防皮膚老化。早晚用蘇打水洗臉可改善粗糙的皮膚，使肌膚變得清爽、光滑，更容易吸收潤膚品。

同時也是很好的護髮產品。蘇打水加檸檬水還能作為洗髮水使用，沒有任何化學物質。尤其在海邊游泳後可去除頭髮裡的沙子、鹽和髒汙，保證使用過程天然不傷髮質。

蘇打水還有利於養胃，有助於緩解消化不良和便祕症狀。

2. 如何儲藏蘇打水

蘇打水切忌不要加熱或零度以下冷藏，避免陽光直晒及高溫。蘇打水

是由小蘇打溶於水製成的，而蘇打又分為大蘇打和小蘇打。小蘇打就是碳酸鈉，它溶於水後會發生水解生成少量 CO_2，同時碳酸鈉溶液就會變為弱鹼性，可綜合胃酸，也能去汙，正因為如此，它也是生產肥皂的原料。而蘇打餅乾中的蘇打是用於麵粉發酵後，能製成鬆軟的食物。飲料中蘇打水的蘇打是用來產生二氧化碳製成碳酸飲料。

3. 蘇打水的不足

痛風患者使用碳酸氫鈉的目的是防治腎結石，減輕尿酸鹽對腎功能損害，但蘇打水也不是萬能水，也有對人體不好的一面，根據人體的狀況不同，飲用不適或長期飲用後會出現幾種現象：

喝完蘇打水後，在胃內產生大量二氧化碳氣體，引起腸胃充氣，造成腹脹腹痛，會出現食慾減退，嚴重的甚至會導致潰瘍穿孔或胃潰瘍，老年人及消化道患者一定要慎用。還有可能會引發代謝性鹼中毒和鈉大量滯留，長期服用可能引起頻尿、尿急、持續性頭痛，引發低鉀血症（hypokalemia），對心腎功能不全的患者不利。碳酸氫鈉與許多藥物有不良的混合反應，也會對身體有副作用，服用碳酸氫鈉後 1 ～ 2 小時內不宜服用任何藥物！

生活小提示：

天然蘇打水的酸鹼性值呈弱鹼性，對傳輸氧氣，調節新陳代謝，排除酸性廢物和預防疾病是非常必要的。純蘇打水一般是鐵罐裝，超市裡可以買到，也被稱為碳酸水，可以作為碳酸飲料的原料或用來調雞尾酒，也可自己去藥店買小蘇打片用溫開水沖泡，但濃度不好掌握。一般用於消毒的蘇打水最好用濃度在 0.4%，再補充一點讓你對蘇打水理解更徹底：蘇打水屬碳酸飲料，是經過純化的飲用水中加入二氧化碳，並添加甜味劑和香料的飲料。

知識連結：

市面上出售的蘇打水，大部分是在經過純化的飲用水中壓入二氧化碳，並添加甜味劑和香料的人工合成碳酸飲料，其實像可口可樂這種汽水，並不能叫蘇打水（蘇打水是碳酸氫鈉的水溶液），只能稱呼為碳酸水。

1. 不推薦長期飲用蘇打水的原因

蘇打水也可以人工製成，但沒有天然的好。通常製作蘇打水要用小蘇打和食用檸檬酸還有水混合而成，最後要放檸檬酸，再搖晃均勻即可。切記一定要密封好蓋子，否則 CO_2 會溢出，無法形成碳酸。但在生活中並不推薦飲用人工自製蘇打水，蘇打水雖然有健胃的功效，能綜合胃酸、強化腸胃吸收，但是長期服用人工蘇打水可能會引起鹼中毒，輕則噁心、頭痛、厭食、抽搐，重則會導致昏迷，特別是患有腎臟疾病患的老年人，發生鹼中毒的機率會更大。因此還要視個人情況而定。

2. 自製蘇打水應注意事項

有的人會在家中自製蘇打水，在自己動手製作的過程中，一定要計算好比例，檸檬酸絕對不要過量，一旦過量立刻用水稀釋，雖然檸檬酸沒有強烈的有害成分，但如果長期飲用人工自製蘇打水，其中的甜味劑和香料會影響人的身體健康，還是小心為好。

第三章　你喝的是安全水嗎？

　　地球上的水，是維繫地球生態環境可持續發展的首要條件。正因為水在生命中的不可替代性，我們要珍惜水資源、從你我做起。只有當我們每個人都把保護水資源作為自發性行動時，我們的水環境品質才能得到徹底改善。

一、地球上的水還安全嗎？

1. 地球上的水生病了

　　在所有星球中，地球是唯一適合人類居住的星球，但人類似乎沒有意識到怎麼保護自己的「家」，從 19 世紀工業革命到現在已經有 100 多年了，人類不斷向海洋、河流、湖泊拋出廢物，造成地球生病，地球上的水也患病了，這樣的現狀不是單一原因造成的。

2. 水汙染問題嚴重性

　　現在來說人為性的水資源破壞。隨著工業產業的發展速度之快，全球每年排入江、河、湖、海中的汙水高達到 4,200 億立方公尺，有 5.5 億立方公尺的淡水受此汙染，而且還呈有上升的趨勢，更甚者將垃圾也直接倒入江、河、湖、海裡。

3. 水資源利用效率低

　　由於汙水處理過程緩慢複雜，達標排放率並不高，以中國為例，在農業用水上，由於灌溉工程的老化以及灌溉技術落後等原因，真正的使用率

還不到 40%，而高度發展國家水的使用率在 80% 左右。

生活小提示：

　　洪災造成上游植被破壞、水土流失和中游河道、湖泊泥沙淤積等。河流中含大量的沙造成湖庫淤積，河道淤塞，使水利設施壽命降低，洪災頻繁，泥沙也加重水汙染。

　　人類對環境的保護是基於保護地球上日益枯竭的資源，除了工業上的排放物外，養殖業、農業都在影響著水源，如：豬的糞便，農藥瓶裡的殘留液。保護人類生存發展的最根本條件，是先保護水資源，需要我們共同努力，從你我做起。

知識連結：

　　人們常會超量抽取地下水，因為地下水水質好、溫差小、提取容易、費用低，正因如此造成地下含水層衰竭、地面沉降以及海水入侵、地下水汙染等。

二、市售包裝水完全揭祕

　　市場上關於包裝水行業早在 2000 年前就已經出現，包裝水是包裝容器供應的一種方式。包裝水方便、乾淨，是現代家庭生活中一種常見的純淨水。

1. 市場上包裝水的分類

　　市場的包裝水大致可以分為兩種：一種是包裝礦泉水；一種是包裝飲用水。

包裝礦泉水從原水到成品，除了採用物理方式過濾除菌外，還要在85℃的環境下加熱 30 分鐘，紫外線照射加臭氧進行，除此之外都不得添加任何物質，目的是以免破壞天然的礦物質成分。

包裝飲用水的水源是沒有限定的。像前面提到的純淨水、蒸餾水、自來水、都可以歸納到包裝飲用水中。包裝飲用水的製作種類很多，製作過程相對來說比較寬鬆，除了不添加任何物質外，只要是經過過濾、紫外線照射及臭氧外，也可以採用其他的物理性和化學性達到滅菌的效果。

2. 包裝水不等於能放心

隨著包裝水的產量增加，水的品質也變得複雜，也越來越受到重視。包裝水只能說是自來水的一種補充手段，不能成為主要的水。有一篇報導曾指出，包裝水並不比自來水含更多對人體健康的微量元素，有許多包裝水是從反滲透設備處理的。

更值得一提的是，現在市場上包裝水品牌競爭的激烈性，有些生產廠商開始在水中加味，加味水可以使水變得更好喝一些，還有廠商在水裡添加了許多營養成分，如維他命、鈣物質等，打出他們賣的是高機能水的牌子，這種水喝得越多，身體就會吸收越多不好的物質。還有借科學的名義進來打「水戰」，竟揚言喝其生產的水包治百病，還有的說可以延年益壽。事實上，這些不過是生產廠家的一種銷售花招，對人體是否真的有好處令人懷疑。

3. 如何識別放心的包裝水

首先，要看包裝是否貼有檢測部門的檢測報告，是否有管理部門批准的生產許可標記。

其次，要辨別包裝水是否合格。合格的外觀是比較透明光滑的，清楚的標明有生產廠商的名稱、商標、和生產日期，品質好的包裝水，外觀、防偽標誌、包括封口處都是比較乾淨的，另外優質的包裝水用手指敲打瓶

身，會發出清脆的聲音，而且耐用性強。反之，低劣的包裝水瓶身暗淡、仔細看會有雜質，有的連廠商生產標誌都沒有，用手敲打桶身會發出比較沉濁的聲音，使用週期短。

　　再者，在飲用包裝水時，為了不影響水的口感，也要按時對飲水機定期清洗，每個月最少兩次，春、夏季可以適當增加清洗次數。

生活小提示：

　　家庭飲用包裝水，一般建議考慮使用 3 公升的包裝水，也可以根據個人家庭人口多少，來選擇包裝水的大小，而公司可以選擇 5 公升的包裝水。飲用包裝水，最好在七天內飲用完，如果沒有飲用完，也需要更換新的。若要發現桶內出現渾濁、出現沉澱物、發綠時，說明水已經被汙染，應立停止飲用。

知識連結：

　　現在有九個國家的包裝水年銷售量超過了 10 億，其中，亞洲有七個：中國、泰國、韓國、印度、日本、菲律賓、印尼，其中印尼是最大的水生產商。

　　根據研究所報告，包裝水耗費的資源很大，儘管如此，也不見得比自來水安全，但所消耗的資源卻是自來水的一倍。同時包裝水用的瓶子也給地球帶來了嚴重的汙染，86％的塑膠瓶子被當垃圾處理，將其燃燒會釋放大量的廢氣，影響人的身體健康，如果掩埋要 1,000 年左右才會被生物分解。

三、選購淨水器要當心

前面我們了解水的價值、水的種類，還教大家如何選擇合適自己的水，淨水器也緊隨其後走進了我們的生活。淨水器是對水進一步處理的裝置，如選擇不當也會影響人的身體健康。但對於市場上種類繁多、價格不一的淨水器，往往會讓人手足無措，下面將市場上的淨水器及原理逐一介紹，幫助讀者購買時做參考。

1. 淨水器的分類

家用淨水器一般分為以下類型：

- 一級過濾淨水器，主要以活性炭為主，過濾的水最好加熱燒開飲用。
- 多級過濾淨水器，它的精濾多採用微孔陶瓷濾芯，過濾的水可以直接飲用。
- 反滲透純水機，它有三級前置過濾，過濾的水無細菌、病毒、重金屬、有機物、礦物質，過濾後的純水可以直接飲用，屬於高級淨水產品。

2. 淨水器的大解密

淨水器的核心零件叫做濾芯，各種淨水器的最大區別在於濾芯的不同。在選擇淨水器時，最好先選擇一種含有「納米膜」的淨水器，因為這種膜能更好的過濾水質，同時性價比也很高。

活性炭過濾芯：活性炭過濾芯是較早的淨水濾材之一，安裝在淨水器上的淨化裝置。材類主要來自木材的鋸屑、椰子殼或是木炭，然後再用水蒸氣將其活性化。活性炭一般有粉狀和顆粒狀兩種。其主要功能是過濾掉水中的雜質，像水管中的鐵銹，能去除氯氣產生的臭味，如三鹵甲烷致病等物質，不宜使用太久，時間過長會老化發黃，淨水流量變小，容易孳生細菌，所以到了一定的使用期，要記得更換。

- **離子交換樹脂**：離子交換樹脂含有離子交換功能的高分子材料，淨水時

將本身的離子與水中的異電荷離子進行交換，交換的樹脂可以吸附水中的硫、碳酸鹽、氯等有害物質。離子交換樹脂最大的特點是可以將水軟化，硬水變為軟水，從而使水中的鈉離子增加，患有高血壓、心臟病、腎臟疾病的朋友最好不要使用這種淨水方式。

- **陶瓷濾芯**：陶瓷濾芯是使用黏土和岩石粉末燒製的球狀和板狀的過濾芯，可以去除水中大部分的雜質，卻無法去除水中的有害化合物。
- **中間隙膜**：中間隙膜是像通心粉一樣的管狀細線，壁上有無數個直徑只有 0.01 微米的超微細濾孔，比細菌還要小許多，因此可以去除赤痢菌、結核菌、大腸菌等，相對地，它的孔洞又比溶解的礦物質大，可以保留對人體有益的營養，如：鈣和鎂等。美中不足的是中間隙膜沒有除臭的能力，無法去除水中的異味。
- **RO 逆滲透**：RO 逆滲透它的原理是施加比逆滲透更大的壓力，讓水通過半透膜，從而去除水中的雜質。在一些水質不好的地區，可以選用 RO 逆滲透機器，因為 RO 逆滲透機器幾乎可以去除 9 成以上的雜質。但往往也因去除得太徹底，連同對人體有益的物質也被帶走了。
- **紫外線殺菌**：紫外線殺菌是利用紫外線燈管產生短波紫外線，從而達到消毒的目的，不過如果水質混濁，殺菌效果會不是很理想。而其維護很簡單，需要定期更換。

　　鄭重強調，使用帶有濾芯的淨水器時一定要注意，淨水器不可以使用熱水，尤其是活性炭濾芯淨水器，如果使用熱水，會將吸附的汙染物帶出來，無法正常飲用。

生活小提示：

　　生活裡，水中有怪味可能是餘氯、有機物和藻類等超標所致。如果想去除異味，可以在廚房的水龍頭裝淨水器，這樣可以改善家裡面的水質。淨水器的 PP 濾芯可以有效去除水中的懸浮物、雜質、鐵銹等無機物質；活性炭濾芯可以吸附水中的餘氯、有機物和藻類，如果異味比較重，建議裝三級淨水器。

知識連結：

人們通常會認為淨水器是幫助人的家庭必備品，其實不然。

1. 淨水器中隱藏的殺機

有研究所對淨水器測試，使用 30 天後，水中的微生物達到了 3,700 個之多，遠遠超出飲用水安全標準，隨著時間的增加，淨水器吸附有害物質的能力也會下降，當水量超過淨水器本身的額度後，有害物又會被釋放到水中。因此，提醒廣大朋友在使用淨水器的時候一定要將水煮沸再飲用，主要目的是殺死水中的微生物，不影響到身體的健康。

2. 淨水器也需要定期體檢

就像人一樣淨水器也需要定期做體檢，無論任何淨水器，都要定期進行清洗和更換。活性炭、微孔過濾膜使用時間最好不要超過 3 個月，一定要在規定的時間裡更換，過濾膜也要經常清洗，最好一天清洗一次，方法是：先浸泡，再進行消毒，最後是用清水清洗乾淨。

四、不可忽視的飲水機問題

飲水機的結構與原理：將桶裝水的桶倒過來放在飲水機上，然後由機內的軟管將水導入兩個水膽內，其中一個是熱水膽，一個是冷水膽，這兩個水膽除了有能出冷熱水的功能外，它還可以有沉澱水中雜質的作用。

1. 飲水機不能隨便買

琳瑯滿目的飲水機品牌，讓消費都不知如何選擇，有很多人會看到超市特價促銷會心動買下，但這種盲目的選擇是不對的。選擇好的飲水機要認清以下幾點：

飲水機每天都要為人們提供必需的飲用水，在選購飲水機時，首先要認準產品的品牌是否已通過產品認證，以保證產品品質及安全性能，而買什麼類型的飲水機，主要從飲水人數和製冷速度來考慮。單從製冷速度而言，壓縮式製冷飲水機要比半導體飲水機快得多，冰水供應量也比後者多，適合飲水人數較多的場合，例如學校、辦公室等。如果人多，正常家庭使用，建議選購半導體製冷飲水機；從功能角度考慮選購飲水機，如果日常只用於泡茶和沖咖啡，購買一台溫熱飲水機就可以了，既實用又經濟，如果夏季使用率較高，且又喜歡冷飲者，則應購買冷熱飲水機。飲水機的款示很多，當選定好機型後，應著重檢查飲水機的表面，如噴塑零件、塑膠零件應平整光亮、色澤是否均勻、有無變形、劃傷等，還可以直接將桶裝水放到飲水機上試一下，觀察機體在桶的衝擊力和重壓下的狀態，若無變形，手感平整，說明這台飲水機整體結構牢固，性能好。

2. 飲水機普遍存在的問題

飲水機給家庭帶來方便的同時，也有會有二次汙染的隱患。細心的人會發現，飲水機都有五個與外界相通的部分，分別是；進水口、排水口、空氣口、冷、熱龍頭。二次汙染的主要原因也是來自於此，空氣中的粉塵攜帶大量的微生物隨著空氣口進入飲水機中，在飲水身體內的死角處無法排出，使微生物大量孳生、繁殖。有研究表明，水中含有亞硝酸鹽，飲水機中的微生物會促使硝酸氮轉化為亞硝酸鹽，服用人體後，會在胃酸的作用下，亞硝酸鹽會轉變成亞硝酸胺，是一種致癌物質。

有時我們喝水時會發現，水杯裡會有白色的沉澱物，這些沉澱物大多都是碳酸鹽，很難被人體吸收，是比較穩定的化合物。雖然目前還沒能證明這些物質對人體有害，但這些物質的存在會影響冷、熱交換的頻率，長期對一定的水量進行反覆的加熱，會影響水的活性，造成水的老化。

3. 飲水機清潔的重要性

飲水機裡出來的水為什麼會有異味或異物？調查結果發現問題出現在

飲水機清潔上面。檢查人員發現，飲水機的內層上覆有淡黃色的黏稠物，聽起來很噁心，但這並非危言聳聽，造成這種原因的不只是飲水機的清潔做得不夠好，還有一部分原因是來自生產水的業者，對桶裝水的頸口密封不嚴，消毒不好，影響水質，造成飲水機身體出現黏稠物。消費者協會建議希望大家能善待飲水機，才能喝到清潔的好水。很多家庭很少注重飲水機的清洗方法，甚至有的很少清洗。對於用過一段時間的飲水機來說清洗很重要，最好選擇專業的清洗劑來清洗，超市裡很容易買得到。每隔一星期要對飲水進行一次清洗，每個月要對飲水機徹底消毒一次，兩次更加理想。

生活小提示

　　清理飲水機的辦法有很多，除了選擇專業的清洗劑外，在日常生活其實還有更巧妙的辦法，也能做到很好的清理效果，不用費時間去超市裡買專業的清洗劑，更不用為選什麼牌子的清洗劑而大傷腦筋，只要善於發現，不起眼的生活用品，會給你帶來更大的驚喜，即方便又快捷。大家快來學一招吧！

1. **清洗材料**：家裡平日食用的白醋。
2. 將飲水機中的水排空，然後倒入 250 毫升的白醋。
3. 放置 2 小時後，打開飲水機加熱約 2 分鐘，然後關閉飲水機，再用力搖晃飲水機。
4. 打開飲水機熱水龍頭，排出髒水。
5. 倒入純淨水，打開飲水機熱水龍頭排出髒水，達到再次清洗飲水機蓄水桶內壁的效果。

知識連結：

1. 飲水機的使用與維護

　　飲水機與別的電器不一樣，是一種水電並存的電器。因此在使用飲

水機應配置漏電保護開關，防止發生漏電。

飲水機在使用過程中，需定期清潔和消毒，保維持飲水機的衛生。

飲水機應該放在通風避光處，飲水機長時間被日照，會導致飲用水變質。

將桶裝水放到飲水機上，打開熱水龍頭，待有水流出時，才可通電使用。

飲水機停機再啟動時，間隔時間至少 3 分鐘，若搬動飲水機，傾斜度最好不要超過 300°，以免損壞壓縮機。

使用電子製冷飲水機時，要定期掃除灰塵，不要遮蓋風機通風窗，以免排風不暢、散熱不良，而導致半導體製冷元件損壞。

長時間不使用飲水機，應該排出餘水，關電源，放在通風乾燥處。

2. 忽略大問題

大多人會存在這樣的迷思，飲水機本身就是一個淨水裝置，桶裝的礦泉水又是乾淨的，即使飲水機不定期清洗、消毒也不會有太大問題。除此之外還有人們不斷更換桶裝水，卻忽視了飲水機的內膽還存有剩餘的水量，久而久之，造成水中各種異物的出現，也成了細菌孳生的溫床，對人體健康很不利。

五、健康好水 DIY

居家過日子能省則省，如果你不捨得買包裝水來喝，或是不想花錢購買淨水器，甚至也不想讓飲水機占用家裡的空間，但還是想喝到好水，那要怎麼辦呢？下面就教朋友們如何自製好水的方法：

1. 如何去除水中的氯

想要水變的沒有任何異味，首先要做得是去除水中的氯。要想徹底去

除水中氯的毒害，可以在水煮開後打開蓋子再沸騰 10 分鐘左右，這樣能有效得到健康的飲用水。以上方法嫌麻煩的話，可以購買含有去除氯的熱水瓶，但要注意的是，有些飲水機沒有去除氯的功能，如果沒有經過活性炭過濾，最好先將水煮開後於倒入飲水機中。

2. 如何去除水的鉛

矽質磷塊岩（phosphatic rocks）可以有效降低水溶液中鉛離子的濃度，其反應原理屬於廣義的吸附作用。當反應條件一定時，矽質磷塊岩具有穩定的鉛離子吸附量，而且其吸附量可以透過超細粉碎或活化作用得到顯著提高。每日打開水龍頭排放 5 分鐘，也可以降低水中的鉛含量。

3. 如何去除水的汞

根據研究文獻，論述了去除工業廢水中汞離子的化學沉澱法、電解混凝沉澱法（Electrocoagulation）、吸附法等方法及其作用原理，並分析了各種方法的優缺點，指出吸附法對含極低濃度汞離子廢水的深度處理具有明顯的優勢。

4. 讓水質變軟的小祕訣

在生活中，其實我們也可以自製含有天然礦物質的水。方法是在燒開水時，在水裡放一塊乾淨的麥飯石，將水煮沸再放置一會，讓大分子雜質沉澱再飲用，也可以再用紗布過濾一下，除去水中的氯。

我們的祖先也曾用過這樣的絕妙計策，就是在水中放入洗淨的木炭。木炭是活性炭的原料，可以吸附雜質，也能消除自來水中不好的味道。

水上如果含鈣量過多，就會使水質變硬，進而產生水質混濁的現象，這時可以在水壺口處放一塊紗布，能達到過濾的作用，此外也可以選購濾水壺，或直接選用方便、專業的活性炭，效果更佳。

生活小提示：

任何破壞生理時鐘的行為，都將給身體留下疾病，數十年之後再後悔，已經來不及了。正常的作息時間和飲水一樣重要。

1. 晚上 9 點～ 11 點為免疫系統淋巴的排毒時間，此段時間應安靜或聽音樂。
2. 晚間 11 點～凌晨 1 點是肝的排毒時間，需在熟睡中進行。
3. 凌晨 1 點～ 3 點為膽的排毒時間，亦同。
4. 凌晨 3 點～ 5 點為肺的排毒。此即為何咳嗽的人在這段時間咳得最劇烈，因排毒動作已走到肺，不應用止咳藥，以免抑制廢積物的排除。
5. 凌晨 5 點～早上 7 點為大腸的排毒，應上廁所排便。
6. 早上 7 點～ 9 點為小腸大量吸收營養的時段，應吃早餐。病患最好早吃，在 6 點半前，養生者在 7 點半前，不吃早餐者應改變習慣，即使拖到 9 點或 10 點吃都比不吃好。
7. 半夜～凌晨 4 點為脊椎造血時段，必須熟睡，不宜熬夜！

知識連結：

1. 氣體在水中的溶解

在水體中的溶解性氣體對水生物類有很大的意義。例如魚類在水體中生活時，要從周圍水中攝取溶解氧，當溶解氧小於 4mg/L 時，魚就無法生存，經體內呼吸作用後，又向水中放出 CO_2。對於水中藻類來說，則是透過其體內進行的光合作用，有著與呼吸作用相反的過程。又如水體中溶解氮量因某些原因增大時，會引起水中大量魚類和其他水生物死亡。許多工業排氣，如 HCl、SO_2、NH_3 等一旦進入水體並進一步溶解之後，也會對水體產生各種不良的影響。

2. 氧在水中的溶解

水中的溶解度和溶解氧值是兩個既區別又相連的概念。氧在水中

的溶解度指的是水體和大氣處於平衡時，氧的最大溶解濃度，它的數值與溫度、壓力、水中溶質量等因素有關。水中溶解氧值則一般是指非平衡狀態下的水中溶解氧的濃度，它的數值與水體曝氣作用、光合作用、呼吸作用及水中有機汙染物的氧化作用等因素有關。這兩個概念之間的差異，是由於大氣和水體介面間氧氣傳質動力過程較慢而引起的。

3. 液態物質在水中的溶解

液態物質在水中溶解平衡的規則大多是有定性和經驗性的。一般來說，低極性分子構成的物質或分子中不帶有能形成氫鍵的基團的物質，在水中溶解度很小。例如，與醇類具有高度水溶性的性質相反，烴類或鹵代烴（烴分子中一個或多個氫原子被鹵素原子（氟、氯、溴，碘）取代（置換）後生成的衍生物）在水中溶解度很小。結構相近而分子較小的物質一般有較大的水溶性，例如苯、甲苯、鄰二甲苯三者，在水中溶解度遞降，分別為 1.8、0.51、0.17g/L。至於苯酚、苯、環己烷，雖然它們的分子大小相近，但由於極性有較大差異，所以在水中溶解度分別為 70、1.8 和 0.05g/L。

第四章　如何飲水最健康

生活中如何才能飲用完美健康的水呢？我們往往只關注水的解渴作用，而忽略了水的營養作用。事實上，人體所需要的大量的營養素只有透過水的循環，才能進一步的吸收或代謝。如何能更健康的飲水，不只要有方法，還要講究。

一、健康飲水有講究

水已經成為全人類的熱烈討論的話題，關注水與健康的也是越來越多。要講飲水，主要解決兩個問題：一是飲什麼水，二是如何飲水。

喝什麼水？飲用水中必須保持一定硬度及礦物鹽類，這是任何食物都無法替代的。因此，我們應該提倡飲用符合國家飲用水標準的自來水，自然界中地表水、地下水、尤其是礦泉水。礦泉水含有定量礦物鹽和微量元素，潔淨衛生、無汙染、純天然，是飲水中極佳品。而要如何飲水呢？要做到以下：

1. **不要等口渴時再喝水**：喝水同吃飯一樣，應該每日喝 3 至 4 次，定時定量。不要等到口渴時才想喝水，喝水有益於維護身體生理功能和新陳代謝。

2. **喝水要適量**：一個成年人每天總計排水量 2,500 毫升左右，除食物補充水的 1,000 毫升外，按一杯 200 毫升計算，成人一天喝 5、6 杯水較合適，而處在高溫作業環境的工作人員要喝更多水。

3. 不要用飲料代替飲水，飲料含有一定糖分、電解質，長期飲用會對胃產生不良刺激。

4. **冬天也要補水**：冬天雖然出汗甚少，但透過排便、尿、出汗和蒸發也會

失去水分，所以冬季也應注意喝水。

5. **喝水要注意最佳時間**：長夜睡眠早晨起床後要適量喝水，上午 10 點左右喝水補充水分，下午 4 點左右飲水，有效補充汗水所流失的水分，晚上 8 點左右睡前為最佳飲水時間，可以沖淡血液濃度，加速血液循環。

6. **飯後應少飲水**：飯後喝很多水或湯，這對胃是有害無益的，飯後飲水會把胃液和胃酸沖淡，削弱了胃的消化功能，會引起消化不良。

7. **要防止越喝越渴**：一般喝杯水就能解渴，但當炎熱夏季或大運動量大量排汗後，口渴難耐，有時會頭暈中暑，這時要喝些冷開水或礦泉水，一次不宜喝太多，避免喝了排汗卻失去鹽分越喝越渴。

8. 不宜喝久燒的開水，也不能喝燒二遍的開水，會使水中分解出的有害物質又溶解於水中，影響身體健康。

生活小提示：

　　能量活化水確保每一滴水都是符合健康水的八大標準：弱鹼性、負電位、小分子團的高磁化高能量水，而且富含人體必須的多種礦物質，實驗表示，經過能量活化水機處理過的水，不僅是弱鹼性的水，而且可以將烈酒等酸性飲品，轉變為弱鹼性，而我們日常中使用的自來水均成弱酸性。純水是不導電的，因為純淨水中不含任何有益礦物質，而經過水機處理後的水則可以通過電流，這正是其中豐富的礦物質和微量元素增加了水的導電性。雖然含有豐富的礦物質，但其潔淨程度卻非常高，因為其中的微量元素和礦物質來自最後四道濾芯，而水中的雜質、有害殘留物在前五道就已經被消除。我們都知道水與油是不可能溶解在一起的，但經過該水機處理的水由於具有小分子團的弱鹼性的特性，可以輕鬆溶解油脂，因此處理後的健康水對於減肥、代謝體內有害物質有神奇功效。更為神奇的是，我們將裝有白酒、醋的容器放入處理過的水中，浸泡 10 分鐘後，你就可以感覺到酒的辣味、醋的酸味都明顯降低，這就是具有天然神奇功能的寶石 —— 電氣

石的神奇功效，它的紅外線波使水負離子化、鹼性化，並可以長期附帶能量，保持新鮮。

知識連結：

1. 每天把握三個時辰喝水

早上起床後喝 500 毫升，下午 3 點鐘喝 500 毫升，晚上 9 點再喝 500 毫升。這是最重要的喝水時間，其他的時間，可以陸陸續續再喝大約 1,000 毫升～ 1,500 毫升。特別注意，不要等到口渴才喝，要養成有空就喝水的習慣。

2. 合理飲水是成功減肥的關鍵

作為減肥的常識，我們都知道應努力控制甜食和高脂肪、高熱量食品的攝取量，卻容易忽視高卡路里的水，如酒精、碳酸飲料、天然果汁、湯、牛奶等。將這些水換成熱水或無糖茶，減肥就會更加輕鬆。另外一個減肥的方法，就是在吃飯前喝一杯水，製造飽足感。

3. 飲水過熱易得消化道癌

經常飲用溫度過高的水，會使口腔、食道或胃黏膜發炎，長期發炎下去，可引起黏膜的質變，發生癌症。

4. 患病期間多飲水

中醫學認為，水有「助陽氣、通經絡」的功效。患病時多飲水，有助於散退高燒，消炎止痛，排毒，但患有腎臟病、腎功能不全、嚴重心臟病的不宜多飲水，會加重心臟和腎臟的負擔，反而不利於疾病康復。

5. 睡前喝水防治心絞痛

　　缺水與冠心病發作有千絲萬縷的聯繫。老年人的感受器官功能下降，體內缺水而自己不知，所以經常在睡眠中或早晨發生心絞痛與心肌梗塞。建議老年人要定時定量喝水，尤其睡前適量喝水，可減少心絞痛、心肌梗塞的發生。

6. 清晨飲水防高血壓

　　高血壓患者夏季要養成喝茶的習慣，特別是金銀花、菊花茶，既消暑，又有利於緩解病情。研究表明，上午 9 點～ 10 點是高血壓病發作的高峰期，清晨補充水分，降低血液黏稠度，可以有效預防高血壓病發作。每天清晨起床後，喝溫開水 500 毫升，如果一口氣喝不下，可先從 200 毫升開始，逐漸增加攝取量，最終達到該指標。喝水要注意緩慢，以不感到胃脹為宜。

7. 主動多飲水預防糖尿病

　　糖尿病患者體內水分容易大量流失，血液濃縮、黏稠度增加，引發心腦血管病，甚至誘發糖尿病非酮症高滲性昏迷。因此糖尿病患者不要等口渴了才飲水，要主動多喝水，千萬不可限制飲水量。

8. 每小時一杯均勻飲水預防痛風

　　夏季，痛風患者應加大飲水量，幫助尿酸排出，每日飲水量為 2,000 毫升～ 3,000 毫升。飲水時間要均勻，每小時一杯約 200 毫升。三餐前或臨睡前更要多飲水。如果腎功能良好，痛風患者可以喝蘇打水，使尿液偏鹼性，有助於體內尿酸的排出。

二、健康飲水有方法

選擇能確保人們健康的飲用水非常重要，面對良莠不齊的各種桶裝水和瓶裝水，要注意以下幾個方面：

選水的五大絕招：

- **第一招**：要注意生產廠商的生產規模，生產條件，要有良好的水源和水源防護措施以及完善科學的先進技術，嚴格的品質管制和產品自我檢測能力。

- **第二招**：購買時掌握以下原則 —— 購買具有註冊商標的正規水；水質應符合國家相關衛生標準，應有衛生部門的年度檢驗報告；水桶要符合衛生要求。近年來，由於出現了廢棄光碟、輸液管等製作的劣質水桶，如何選擇水桶成為消費者的當務之急。首先要看有沒有生產批准標章及檢驗報告；其次看外觀，優質水桶成型飽滿，顏色均勻透亮，無氣泡雜點，桶底有註冊商標。

- **第三招**：選擇有規模、信譽的飲用水品牌。

- **第四招**：定期清洗水機，一般每三個月要清洗一次，以防止水系統被微生物汙染，形成桶裝水的二次汙染。

- **第五招**：桶裝水不要放置在陽光照射的地方，長時間的陽光照射會在桶壁上長綠色藻類，使水變質。

1‧飲好水，飲溫水

對人體最有利的水是鹼性水，可以把自來水用篩檢程式過濾後煮沸再喝，是不錯的方法。盡量避免飲用蒸餾水，因為蒸餾水的水性太酸，對腎臟較弱的人不利，容易傷害身體。天氣熱的時候，很多人會選擇飲用冰水，而有些人不管一年四季都喜歡飲用冰水，這種做法是錯誤的。冰對胃功能不好的人很不好，尤其已經患有胃病的人，更不利於恢復。飲用溫開水是最明智的選擇，因為溫開水有助於身體吸收且利用，更有助於腸胃

消化。

2‧飲對方法

　　有些人等口渴時再飲水，這時水只有解渴的作用，對身體沒有助益。最好的飲水方法應該是在空腹時飲用，這樣不僅身體吸收到養分，也能排出對身體不利的物質，此外，吃飽後飲水同樣對身體也有好處，不過比起前者來，稍有遜色。

3‧對症飲水

　　對症飲水指的是要分清口渴還是體渴。不同情況的「渴」，對水和水量的要求是不同的。人在吃了很鹹的食物後，就會產生口渴的感覺，這時，人體是不缺水的，只是單純的口渴，在這種情況下，需要飲用一杯水來沖淡體內的鹽，口渴也就會隨之消失了。當人在運動時身體會流汗，這時也會出現口渴的感覺，馬上喝一杯水，能很快的解渴，可是身體還是會感覺很疲憊乏力，細心的人會發現，這時的體重比運動前的體重下降，這就是體渴的表現了，這裡應該補充一杯淡鹽水或是茶水，能有效的幫身體解渴。

　　在此建議朋友們，以上的兩種情況若是在你的身上發生時，請不要隨便喝一口水來解渴，有效的飲水方法是，將一杯 200 ～ 500 毫升的水一次喝完為宜。才能使身體真正的解渴，當然，所謂的一次性喝水不是指一口氣喝完。正確的飲水方法才是健康之道。

　　生活小提示：

　　大家都會覺得喝水少不好，喝水多就健康，其實也不盡然。因為人體攝取的水不僅來自飲用水，湯汁裡有大量水分，水果蔬菜裡含有水分，連米飯和麵包等食物裡都有水分，只要總量足夠就可以。正常情況下，人體每天需要的水的總量是 1,500 ～ 2,000 毫升，這個數字根據季節溫度、身體情況略有增減。可以肯定的是，正如最近有人推薦英

國一位醫生寫的《喝水好健康》書中提到，缺水可能造成很多疾病，比如便祕、氣喘、高血壓、肥胖、痔瘡、甚至癌症等，這是因為組成我們人體的主要成分是水，缺水情況下，身體機器正常運轉困難，自然就引來許多毛病。

知識連結：

夏天炎熱，人體排汗多，相對其餘季節而言，需要補充更多水分。這些水分的來源除了人們從食物中攝取少量的水外，大部分還得靠飲水來補充。那麼，夏季該如何飲水才有利於身體健康呢？

1. **不要等到口渴才飲水**：因為人感到口喝，表明體內水分已失去平衡，細胞已處於輕度脫水狀態，如果硬要到口喝時才去飲水的話，猶如土地龜裂時才去給莊稼澆水，已為時過晚。應該養成良好的飲水習慣，經常飲水，少飲多次，讓人體水分常處在良性狀態。

2. **在運動後，不能一次性快速大量喝水**：夏天運動後雖然會大量流失水分，但也不能快速大量喝水。專家認為，為彌補運動的失水，應該在運動前、運動中、運動後給予補充，並且建議在運動前飲水 300 到 500 毫升，在運動中每隔 15 分鐘，飲 150 ～ 200 毫升，在運動後再補足所需的水分。

3. **晚上睡前和早上起來要適量飲水**：人體在一夜漫長的睡眠中，雖說不見得有明顯的排汗，但還是要失去不少水分。晚上睡前和早上起來適量飲水，或者喝些牛奶、豆漿、稀飯、綠豆湯等，既是作為晚上水分消耗的儲備和補充，又增加了營養。

4. **飯前飯後不要大量飲水**：飯前適量飲些酸梅湯，番茄湯、橘葉、橙葉等含酸湯水，既有利於保證消化系統分泌足夠的消化液，幫助消化，促進食慾，又可以補充維他命 C，還可以防止中暑，但如果飯前大量飲水，會沖淡胃液，影響消化。飯後，食物占據了胃的大部分空間，如果還大量飲水的話，不僅會沖淡胃液，使人體殺菌能力大大降低，而且因為飲水過多而增加胃、心臟和腎臟的負擔。

5. **大量出汗後，要適量補充些鹽水**：研究表明汗液中含有大量的氯化鈉，約占汗液 5% 左右。人體在大量排汗時，若鹽分得不到及時的補充，會造成食慾不振，四肢無力，嚴重時還容易造成中暑，因而在夏天應適當飲用些 2% 到 3% 的鹽水。

6. **適量吃些新鮮瓜果和以「茶」代水**：夏天瓜果異常豐富，如西瓜、小黃瓜、番茄等，既可以當菜，又可以補充水分和營養，讓這些新鮮的瓜果成為輔餐，是一種既經濟又實用的良好習慣。此外，在家中常備些具有藥理功效的金銀花茶、菊花茶等涼藥茶，對防止中暑和預防某些皮膚病更是大有裨益。

7. **喝冷飲也大有講究**：冷飲能清暑解渴，不愧為夏日人們度暑的佳品，但如果飲用不當，就會影響身體健康。不要貪多，因為食用冷飲過量，會沖淡胃液和抑制胃酸的分泌，不利於食物的消化，會減弱胃的殺菌能力，從而影響人的身體健康；大量排汗時，不要立即喝飲料，因冷、熱的急劇變化會讓人體感到難以適應，容易產生對人體的傷害；慎喝過涼的冷飲，冷飲過涼，喝得太多太急有可能使腸胃產生痙攣，引起劇痛；有些病人不宜喝冷飲，冷飲能使人體的毛細血管產生收縮，因而心血管病、支氣管炎、咽喉炎、腸胃炎、膽囊炎患者不宜飲冷飲。

可見，飲水絕不只是驅熱解渴那麼簡單，尤其是夏天飲水更是關係到能否預防中暑、脫水等意外，讓人體保持旺盛生命力的大事。

三、什麼時候飲水最健康

飲水與吃飯是一樣的，合理的安排能更好被人體吸收。早上起來的第一杯水最好不要喝果汁、可樂、汽水、咖啡、牛奶等飲料。汽水和可樂等碳酸飲料中大都含有檸檬酸，在代謝中會加速鈣的排泄，降低血液中鈣的含量，長期飲用會導致缺鈣。而另一些飲料有利尿作用，清晨飲用非但不能有效補充肌體缺少的水分，還會增加肌體對水的需求，反而造成體內

缺水。

　　人每天喝水的量至少要與體內的水分消耗量相平衡。人體一天所排出尿量約有 1,500 毫升，再加上從糞便、呼吸過程中或是從皮膚所蒸發的水，總共消耗水分大約是 2,500 毫升左右，而人體每天能從食物中和體內新陳代謝中補充的水分只有 1,000 毫升左右。

　　什麼時候飲水最健康？

1. 每天清晨喝一杯冷開水

　　夜間新陳代謝趨於緩慢，血液流動也相應減慢，血液易黏稠。清晨飲一杯水可以稀釋血液，降低血液黏稠度。

2. 飯前一小時飲水

　　水在胃中停留時間只有 6 分鐘，很快就會進入小腸。吃飯前一小時喝水，到吃飯時，身體消化液分泌正旺盛，促進消化吸收。

3. 浴前一杯水

　　可確保沐浴過程中體內細胞得到充分的水，促進新陳代謝，防止沐浴後皮膚乾燥。

生活小提示：

　　老年人的身體機能與年輕人不能相比，相對來比較脆弱。老年人最佳的飲水時間是在早晨起床後，一定要喝水，因為它是一天身體開始運動的關鍵。老年人在夜間睡眠的時候，因排尿、出汗、呼吸，體內血液濃縮、血流緩慢、機能代謝物累積。起床後喝杯水，可使血液正常循環，有預防高血壓、腦血栓、心肌梗塞等疾病發生的機率，喝水後跑步更有益處。早晨喝水最好是空腹，以小口的緩慢速度喝下 450 毫

升的水，喝完後做簡單動作，不可靜坐，這樣更有利於吸收。

知識連結：

1. 水不能隨便喝或渴了再喝，應在兩頓飯期間適量飲水，最好隔一個小時喝一杯。人們還可以根據自己尿液顏色來判斷是否需要喝水，一般來說，人的尿液為淡黃色，如果顏色太淺，則可能是水喝得過多，如果顏色偏深，則表示需要多補充一些水。睡前少喝、睡後多喝也是正確飲水的習慣，因為睡前喝太多的水，會造成眼皮浮腫，半夜也會跑廁所，使睡眠品質不高。而經過一個晚上的睡眠，人體流失的水分約有 450 毫升，早上起來需要即時補充，因此早上起床後空腹喝水有益血液循環，也能促進大腦清醒，使這一天的思維清晰敏捷。

2. 很多人往往在口渴時才想起喝水，而且常常是大口吞咽，這種做法也是不對的。喝水太快太急會無形中把很多空氣一起吞咽下去，容易引起打嗝或是腹脹，因此最好先將水含在口中，再緩緩喝下，尤其是腸胃虛弱的人，喝水更應該一口一口慢慢喝。

3. 要多喝開水，不要喝生水。煮開並沸騰 3 分鐘的開水，可以使水中的氯氣及一些有害物質被蒸發掉，同時又能保持水中對人體必須的營養物質。喝生水的害處很多，因為自來水中的氯可以和沒燒開水中的殘留的有機物質相互作用，導致膀胱癌、直腸癌的機會增加。

4. 要喝新鮮開水，不要喝放置時間過長的水。新鮮開水，不但無菌，還含有人體所需的十幾種礦物質。但如果時間過長或者飲用自動熱水器中隔夜重煮的水，不僅沒有了各種礦物質，而且還有可能含有某些有害物質，如亞硝酸鹽等。由此引起的亞硝酸鹽中毒並不鮮見。

5. 白開水是最好的飲料，白開水不含卡路里，不用消化就能為人體直接吸收利用，一般建議喝 30℃以下的溫開水最好，這樣不會過於刺激腸胃道的蠕動，不易造成血管收縮。

6. 喝水不當會「中毒」，「水中毒」是指長期喝水過量或短時間體內必須藉由尿液和汗液將多餘的水分排出，但隨著水分的排出，人體內以

鈉為主的電解質會受到稀釋，血液中的鹽分會越來越少，吸水能力隨之降低，一些水分就會很快被吸收到組織細胞內，使細胞水腫，開始會出現頭昏眼花、虛弱無力、心跳加快等症狀，嚴重時甚至會出現痙攣、意識障礙和昏迷。因此有些人想靠大量喝水減肥的方法是很危險的。

第四章　如何飲水最健康

第五章　飲水面面觀

水是構成人體組織細胞的重要成分，和維持正常生理活動的重要物質，也是人體必須的營養素。人除了在飲食中攝取水分外，還需要飲水來維持和補充體內所需水分。不過，飲水也是有學問的，只要注意日常飲水宜忌，就能有益健康。

一、飲水宜忌

有人比喻水是生理之河，在這條河上，水載著生命所必須的營養素沿著各種代謝途徑徐徐航行。沒有水，其他營養素就像乾涸河床上的泥沙，失去了它們的功能；體內物質代謝所產生的廢物也是靠水來運載的，透過糞便、尿、汗液及呼吸等途徑排出體外。水可透過蒸發或出汗調節體溫不變，還可滋潤皮膚，潤滑關節等組織。

1. 適量喝水，不暴飲

每人每天的飲水量，應視氣候、溫度、身體狀況和工作條件而定。在一般情況下，一個人每天要從體內排出約 2.5 公斤的水，絕大部分需要透過喝水和食物來補充，因此每天要喝 2,000 毫升以上的水才能保持水分的平衡。但暴飲會加重心、肺、腸胃的負擔，引發消化不良、胃下垂，甚至心、肺衰竭。

2. 要定時，勿口渴時飲水

早晨應少量、多次飲水，這不僅可補充晚上水分的耗損，還能促進消化液分泌，增加食慾，同時可刺激腸胃蠕動，有利於定時排便及降低血

壓。口渴是大腦中樞發出補水的信號。口渴說明體內水分已經失衡，到這時再補水，往往事倍功半。

3. 要喝開水，不喝生水

煮開並沸騰 3 分鐘的開水，既無菌，又能保持水中對人體必需的營養物質，目前認為白開水是最好的飲用水。生水裡含有致病的細菌，水中的氯與沒燒開的水中殘留的有機物相互作用，可產生一種叫做三羥基的致癌物質。據調查，經常飲用生水的人，患膀胱癌、直腸癌的可能性增加。

4. 要喝新鮮開水，不喝「陳水」

新鮮開水，現燒現喝，不但無菌，而且含有身體所需要的多種礦物質。不喝放置時間太長的水，不喝自動熱水器中隔夜重煮的開水，不喝經過多次反覆煮沸的殘留開水，不喝剩在保溫瓶中已非當天的水及蒸過飯菜的蒸鍋水。這些「陳水」雖然無菌，但卻煮掉了人體所需要的礦物質，而且還可能含有某些有害物質，如亞硝酸鹽等，由此引起亞硝酸鹽中毒的事件並不少見。

5. 要喝加鹽溫熱水，不要喝冰水

炎熱的夏天，大量出汗後光喝不加鹽的淡開水，進入體內的水分不僅無法保留在組織細胞內，反而更容易隨汗液或尿液排出體外，結果越喝越渴，還可能引起心慌、無力等低鈉血症。這時，應該多喝一些鹽水，以補充丟失的水和鹽。熱開水進入身體後，會迅速滲入細胞，使不斷出汗而缺水的身體及時得到水分的補充。冷飲雖會帶來暫時的舒適感，但大量飲用冰鎮飲料，會導致汗毛孔不通暢，身體散熱困難，易誘發中暑。

生活小提示：

口渴不宜急飲，如果一次喝的水太多，超過了胃的容納量，胃膨脹

過大會引起胃不舒服的感覺。更為重要的是，大量水分被血液吸收以後，使血液量驟然增多，濃度降低，心臟的負擔加重，當心臟功能不好時會出現心慌、氣短、胸悶等不適的感覺。腎功能不好，還會出現水腫和水腫加劇。口渴時首先喝幾口水，潤潤喉嚨，停一會再喝，也可喝些淡鹽水，補充喪失的鹽分。採用多次、少量的飲法，對身體健康是有好處的。

知識連結：

每天適量喝水，可以幫助人體輸送養分、還可潤滑全身、調節體溫、幫助消化吸收、廢物排泄及保持體液酸鹼平衡。尤其在清晨起床後，適量喝水，對身體更有以下的健康助益。

1. 通便利尿

每天清晨醒來，就先喝水（最好是起床後半小時），可以刺激腸胃蠕動，預防便祕，並且可以把日夜累積在腸道內的毒素排出體外。而空腹飲水有利尿作用，所以清晨起床後即飲水，15 ～ 30 分鐘後就有尿意了。

2. 幫助排毒

很多人睡前不敢多喝水，因為怕半夜起床上廁所，影響睡眠，但是前一天代謝分解的毒素滯留體內，將不利身體健康。所以早晨醒來之後，喝些水，可以刺激尿意，促進毒素排除。

3. 降低藥物的副作用

清晨飲水特別容易刺激尿液，幫助毒素排泄，所以正在打針吃藥的人，更需在起床後就適量喝些水，以減輕藥物的毒性反應或副作用。

4. 養顏美容

清晨飲水特別容易被身體吸收並輸送至全身，有助血液淨化、循環，滋潤肌膚，讓皮膚看起來水噹噹。

5. 減肥

人在睡眠中，水分依然會代謝蒸發，當身體水分不足的時候，代謝率會下降，所以起床後喝水，可即時補充水分，提高基礎代謝率，脂肪也會隨之燃燒，有助減肥。

6. 防治心血管疾病

清晨喝水可以把前一晚吃進的鹽分，快速排出體外，預防高血壓及心血管疾病。並且清晨喝水能快速被排空的腸胃道吸收，有利血液稀釋，從而降低血壓，預防高血壓、動脈硬化。

7. 防治泌尿系統感染及結石

早晨飲水可利尿、稀釋尿液，且使尿酸鹽（Urate）不易結晶或沉積，可預防泌尿結石或感染。

8. 防治膽囊炎

空腹飲水有稀釋膽汁及使帶細菌的膽固醇結晶不易沉積的作用，可預防膽結石及膽囊炎。

9. 防治腸胃病

清晨喝水更可以沖淡稀釋胃酸，並防止膽汁逆流入胃、減輕胃的刺激、達到預防胃、十二指腸潰瘍及慢性胃炎。

二、喝不夠的是白開水

為什麼說喝不夠的是白開水？白開水的滲透壓與體液相匹配，利於細胞內廢物的排出。而且白開水適宜各種營養素的吸收和溶解。還可以降低血液的黏稠度、稀釋各種代謝物。

1. 白開水是最好的飲料

從營養學的觀點分析，任何的飲料都比不上白開水所含的營養價值。白開水不但能解渴，而且進入人體後，最容易被細胞膜所吸收，能促進新陳代謝、促進血液循環，並增加血液中血紅素的含量，提高抗病能力。

2. 白開水具有生物活性

科學研究表明，白開水放涼到 25℃時，具有特異的生物活性。觀察證實，習慣喝白開水的人，體內醇脫氫酶（Alcohol dehydrogenase）的活性大大提高，肌肉中的乳酸累積減少，人也不易感到疲憊。

3. 兒童、老人飲料的首選白開水

有營養學家提出，最適合兒童的飲料是白開水。研究表明，冷白開水能提高臟器中乳酸脫氫酶的活性，有利於較快降低累積於肌肉中的乳酸，從而消除疲勞，煥發精神。許多民眾有喝冷開水的習慣，而許多老年人外出旅遊或到浴室洗澡時都帶上一大瓶冷白開水，休息時喝上幾口，又解渴又舒服，何樂而不為呢！

4. 飲料無法代替水的原因

近年來，飲料層出不窮，由於人們的生活水準提高，消費觀念的改變，一些富裕的家庭將成箱的飲料搬進家中。細想一下，各種飲料與水最大的區別，無非是在於在飲料中加入了糖和香料等，有的還加了防腐劑。

尤其是易開罐，金屬成分會溶於水中，使鋁、鉛、錫隨著飲料進入人體。嚴重會導致記憶力下降、骨質疏鬆、並損壞肝臟、降低免疫力，誘發人體發胖。以飲料代替白開水只會損害人體的健康，並無好處可言。

生活小提示：

冬季人體的維他命攝取量相應減少了，所以在喝白開水時補充一些果汁和蔬菜汁既有營養，又能補充維他命。但是飲料由於其中含有大量的添加物，選擇時應盡量小心。喝水過多反而不利於新陳代謝，建議可以清晨空腹喝一大杯水，然後向右躺 10 分鐘再起床，有助於清潔膽和肝。

知識連結：

專家在校園裡做了一場有關飲水的問卷調查，90％的學生認為白開水有益於身體健康，但真正喝白開水的人只有 13％。大多同學還是選擇果汁飲料、碳酸飲料。其實對於正處在成長中的青少年而言，白開水是最好的選擇，勝過任何的飲料，因為白開水中不含卡路里，不用消化就能被人體直接吸收利用，一般建議喝 30℃以下的溫開水最好，這樣不會過於刺激腸胃道的蠕動，不易造成血管收縮。

三、喝好早晨第一杯水

俗話說「一日之計在於晨」，清晨的第一杯水尤其顯得重要。每天早上一杯水是很多人的習慣，也許你也已習慣了早上起床後喝一杯水。但你是否審視過，這一杯水到底該怎麼喝？人在 24 小時中，缺水最嚴重的時間是在早晨，同時早晨也是心腦血管病的好發期，所以早晨喝好第一杯水非常

重要。

1. 為什麼說要喝好早上第一杯水

首先，清晨一杯水能洗滌身體，清除汙染。環境汙染對人類的危害時刻進行，有的透過呼吸道和皮膚直接侵入身體，對體內造成潛在的毒害。晨起喝水能有效清除這些汙染物質，保證細胞的新陳代謝。

其次，水能滋潤身體，稀釋血液，降低血黏度，有效地避免心腦血管病患者在早上發生，預防心臟病和中風，又可以稀釋尿液，使累積一夜的固體毒物溶解於尿液中排出，預防尿道感染、尿結石，還能及時排出致癌物，避免膀胱癌的發生，並且也能保持皮膚滋潤而富有彈性，達到美容的效果。

2. 錯誤的認知

有人認為食用固體食物也能達到刺激腸胃的作用，但其實未必如此。早上剛醒來時體內副交感神經角色轉換，與此同時腸胃的功能也受抑制，胃的蠕動不快，消化能力較差，這時食用固體食物，反而會加重胃的負擔。而這時要是將固體食物換成一杯水，吸收會更加快速，也能促發便意。

3. 補水很重要，但不要盲目

夏天時，經常有人因中暑而引發脫水症，雖說補水能很好的控制病情，但不是什麼水都合適的，例如純淨水就不適合這類病症。這種狀態下飲用純淨水，會使細胞外液體鹽分濃度更低，細胞外液突然湧入細胞內，結果細胞壁承受不住而破裂，應補充運動飲料或含電解質的水，以免盲目的選擇，導致嚴重的後果。

生活小提示：

早晨起來喝水是對身體的補水也是淨化，對中老年人尤其重要。也

有不少人早晨起來習慣喝一杯淡鹽水，認為有利於健康，其實這樣的觀點是錯誤的。

在早晨人剛醒時，人體的各個器官也剛剛甦醒，血液還呈濃稠狀態，此時飲用定量的白開水，使血液快速稀釋，補充夜間睡眠時丟失的水分。若此時喝一杯淡鹽水反而會加重高滲性脫水（hypertonic dehydration），使人感到更加口乾。最重要的是，早晨是高血壓發病的高峰期，喝淡鹽水會使血壓更高，因此早晨不應該喝淡鹽水，只會影響健康。

知識連結：

起床後喝水如果感覺可口，說明喝水適合身體的狀況。事實上，喝水是否合適一個人的身體狀態，在考慮水和健康的關係問題上是一大重點。

1. 早晨的第一杯喝多少最好

早晨第一杯水是一天補充水分的關鍵，最少要喝 300 毫升。一個健康的人每天至少要喝 7 ～ 8 杯水，每杯要 250 毫升左右。如活動量大，天氣炎熱，飲水量可相應增加。

2. 早晨第一杯水空腹喝最好

起床後就喝，最晚也要在早飯前喝，否則就沒有效果。此外喝水不要過快，要小口小口地喝。過快會引起血壓降低或腦水腫，導致噁心，嘔吐等不適症狀。

3. 因人而異的飲用水

起床後精神不振，或沒有食慾的人適合喝中硬度的水；便祕嚴重的人適合喝硬水；不要聽信廣告，掌握好自己的健康狀態和水的性質才能達到良好的效果，前提是要先尋找到適合自己的水。

4.「晨水」對身體的好處

當人在早晨喝了適量的水後，被吸收的水分轉變成血液和淋巴液在體內循環，沖走容易滯留的廢物，同時，還能將氧氣和營養物等傳輸給 60 兆個細胞，為身體增加能量。

四、需水量與飲水量的不同

水是生命本身最重要的成分，是人體中主要的礦物質，被稱為人體第一養分。人體內嚴重缺水或過多都會給健康帶來潛在的損害。我們每日飲用的水並不等於基本需水量，這是因為食物本身就含有相當多的水分。

1. 人的需水量與水準衡

人每天究竟應該喝多少水為恰當？應該根據氣候、身體狀況、生活習慣等因素而定。正常人體每天攝取水量是與排出體外的水量處於動態平衡的狀態。水準衡的調節受下視丘腦神經中樞控制，它控制渴感和腎臟排水，而發燒、高蛋白膳食、乾熱氣候、嘔吐、腹瀉和外傷損害等，都會擾亂身體對水的正常需要。

2. 食物水分在人體的比重

一般來說，由飲食所攝取的水分約占人體每日水分總攝取量的 1/3，例如一個人由食物所攝取的水分為 700 毫升，這樣一來，只要再飲用 1,400 毫升的水就可以了。不過每個人的飲食內容和結構不同，適量多補充一些也是無害的。

3. 體重是衡量身體水分的重要指標

體重是衡量身體水分的重要指標。水分失衡，體重會有急劇變化。腎

臟或心臟功能不好，體重可以每週增加或驟減數公斤。許多人為減肥動用利尿劑和腹瀉劑，一週狂減數公斤，可是這樣做根本無長期效果，極易「反彈」，而且十分傷身，一旦水分代謝失衡，後果不堪設想。

生活小提示：

　　生活中你會有這樣的症狀嗎？口乾、唾液減少、嘴唇乾裂、吞咽食物困難等。很多人會認為這只是口渴，其實你很有可能得了口乾症，一個聽起來有點陌生的病症。

　　口乾症會讓人感到很難受，是由於缺水引起的，但不必擔心，只要補充一些水分就可以得到緩解。但如果出現淋巴結腫大，部分關節伴有疼痛症狀，就不是單純的口乾症了，而是演變成乾燥症候群（Sicca syndrome）。這種病症的病人常感到眼內有異物和灼熱感、鼻孔乾燥等。為了不讓病情進一步發展，中醫認為一切的小病都不能忽視，為了避免重症的出現，要先從預防做起。故推薦以下方法：百合 10 克、粉葛 10 克、黃精 10 克泡水代替茶飲用，長期堅持有助於改善口乾症。

知識連結：

　　常飲用食物中的含水量：

- **米飯**：60％左右
- **麵包**：40％左右
- **肉類**：50％左右
- **家禽**：65％左右
- **牛奶**：90％左右
- **魚類**：42％左右
- **水果**：75％左右
- **蔬菜**：90％左右

- **奶油**：48％左右
- **果醬**：30％左右

五、為什麼白天要多喝水

　　人天天都在喝水，怎麼喝？如何喝？科學上和實驗上都證明白天喝水比晚上喝水好。這和人體的生理時鐘是分不開的，因為白天人不管是體力和腦力上都有很大的活動量和消耗量，在白天，人的各個器官和系統功能都處於清醒的狀態，清理垃圾動作靈活；而到了傍晚，身體就會漸漸感到疲憊，難以支撐，體內的垃圾也會趁身體疲憊之時，悄悄溜進身體的某個角落裡過夜。為了讓身體在清醒的狀態下清除體內的廢物，就要在白天多喝水，趕在睡覺前將廢物排出體外，以免沉積在體內。

　　現代人生活忙碌，做什麼事都講究效率，「快」字當先，連喝水也是很匆忙的，這樣攝取水分會削弱排出體內老舊廢物的能力，心理壓力也會加大。因此專家建議，喝水最好坐下喝，保持舒服的坐姿，慢慢飲用，每口水之間最好停留幾秒鐘，讓空氣溢出，這樣有助心情的穩定。

生活小提示：

　　存放時間過長的水不宜飲用，對人體有一定的害處。存放時間過長的水也被稱之為死水，死水也就是長時間不流動的水。研究報告提供，提取剛打上來的深井水，每公升的亞硝酸鹽為 0.07 毫克，在室內存放 3 天後，亞硝酸鹽的含量就上升為 0.914 毫克；原本不含亞硝酸鹽的水，放置 1 天後，也會產生亞硝酸鹽。而亞硝酸鹽在一定的條件下可能轉變為致癌作用很強的亞硝胺。相對來看長期流動的水也不適合飲用，因為長時間流動的水，可能使水中的硝酸鹽還原成亞硝酸鹽，含有害人體的成分。

還有哪些時候要多喝水？

1. 生病時也要多喝水

當人體感到不適，生病的時候，大多是由於人體細菌堆積成毒素所致，而且新陳代謝紊亂，產生新的對人體有害的毒素。此時的症狀多數伴有口乾、發熱、甚至會有上吐下瀉等。這時水就能調節體溫、沖淡毒素，擔當起重要的運輸工具。

此時多喝水就能透過汗水的蒸發而產生散熱的作用，使體溫降低。還能沖淡體內的毒素，讓毒素隨著尿液排出體外。

2. 飛機上要多喝水

選擇在飛機上喝水是正確且明智的決定，因為飛機在飛行的過程中，氣壓會下降，體內的氣體會膨脹成在陸地上的兩倍，此時再喝一些碳酸飲料，反而會加重胸悶和腹脹感。飛機高度會增強酒精的負面作用，讓人感到不舒服。有些人會問，那果汁型飲料總可以喝吧！事實上含糖分的果汁型飲料會讓人愈發口渴，像番茄一樣的鹹飲料，還會增加脫水的速度，由此看來，沒有比水更適合在飛機上飲用的了。

六、飲水的姿勢有要求

我們常說坐要講究坐姿，站要有站姿，你知道嗎？飲水也是有飲水的姿勢。調查資料顯示，45％的人不知道飲水的正確姿勢。我們舉例說明飲水姿勢的重要性，拿吃藥時的飲水姿勢為例，吃藥方式不正確，會影響療效。藥劑師建議正確吃藥應注意飲水量和吃藥姿勢，就像喝水一樣。

1. 不能不講究吃藥姿勢

　　躺著服用藥片、藥丸，如果喝的水少，藥物只有一半到達胃裡，另一半會在食道中溶化或黏附在食道壁上。由於有的藥物是鹼性的，有的是酸性的，有的則具有很強的刺激性，如果在食道壁上溶化或停留時間過長，就會引起食道發炎，嚴重的甚至會引發胃潰瘍。正確的吃藥方法是：站著吃藥，多喝幾口水，吃藥後不要馬上躺下，最好站立或走動一分鐘，以便藥物完全進入胃裡。千萬注意，不可乾吞藥品，乾吞藥品最容易使藥片黏附在食道壁上，導致食道黏膜損傷。

2. 吃藥時間不能自作主張

　　服用一種藥物之前，應當認真閱讀說明書，依照要求吃藥。每日一次是每天都在同一時間服用，每日服用兩次是指早晚各一次，一般指早上 8 點、晚上 8 點，每日服用三次是指早、中、晚各一次，飯前服用一般是指飯前半小時服用，健胃藥、助消化藥大都在飯前服用，沒註明飯前的藥品皆在飯後服用，睡前服用是指睡前半小時服用，空腹服用是指清晨空腹服用，大約早餐前一小時。

3. 藥片不能掰開吃

　　在常用的藥品當中，有些是腸溶片（enteric coatel tablets），常用的腸溶片劑是一種在胃液中不崩解，但在腸液中能夠崩解、吸收的一種片劑。將藥物製成腸溶片是為了滿足藥物性質及治療的需要，因為許多藥物在胃液酸性條件下不穩定，易分解失效或對胃黏膜有刺激性，還有的藥品只有在腸道中才能夠更好吸收。為了充分發揮藥物的治療作用，就在這些藥物的外面包上一層只能在鹼性腸液中融解的物質 —— 腸溶衣。因此，在使用紅黴素腸溶片（Erythromycin Enteric-coated Tablets）、麥迪黴素腸溶片（Midecamycin Tabllets）、胰酶腸溶片（Pancreatin Enteric-coated Tablets）、澱粉酶（Amylase）、多酶片（Multienzyme Tablet）等藥物時，不可將藥片掰

開、嚼碎或磨成粉末服用，應整片吞服。

　　有些人感覺吞咽一粒膠囊或一顆藥很困難，尤其是老年人因唾液分泌減少，吞咽膠囊或藥片更加困難。因此，在吃藥前可先漱漱口，或先喝些溫水以溼潤咽喉，然後將藥片或膠囊放在舌的後部，喝一口水咽下。如果擔心藥片或膠囊過大，可能卡在喉嚨裡，可將藥片磨碎或將膠囊內藥物倒出，置於湯匙內，以溫水混勻再服用。需要注意的是，在這樣做之前一定要詳細閱讀藥片說明書或者向藥師諮詢，因為有些片劑和膠囊不能掰開或磨碎服用，必須整顆咽下。

4. 服用製劑藥物前不要忽略清潔雙手

　　例如滴眼藥水：用消毒剪刀剪開瓶口，剪刀可先在火上燒一下。然後清潔雙手，將頭後仰，眼向上望，輕輕把下眼瞼拉開成「袋狀」；將藥液滴入眼「袋」內，切勿讓滴管開口接觸到眼球或眼瞼，然後輕輕拉下眼瞼，閉眼休息 1 ～ 2 分鐘，注意不要閉得太緊。可以用藥棉或紙巾擦去流出眼外的藥液。若同時使用幾種眼藥水，滴不同藥水之間的間隔不少於 5 分鐘。滴眼藥水也會產生燒灼感，但不應持續幾分鐘，若燒灼感持續時間過長，就要諮詢專業人員。

生活小提示：

　　每個人一生中幾乎都會有很多次因身體不適而吃藥的經歷，大家恐怕都知道用溫開水協助吃藥等注意事項。但是有些人不僅是平常使用頻率較低的耳滴劑、栓劑等藥品無法準確掌握使用方法，就連很常用的片劑、膠囊等的服用方法也不太正確。相關專家提醒人們，錯誤的吃藥方式無法產生治療疾病的作用，而吃藥方法不正確會直接影響藥效的發揮，甚至會對身體造成傷害。

　　調查發現，吃藥時方式不正確也是普遍存在的問題之一。患者除了依靠治療之外，怎樣才能獲得最佳療效，簡單的回答就是正確服用藥物。藥

劑科相關人士指出，正確服用藥物除了要選擇正確的藥物、劑量之外，患者在吃藥時，應該注意吃藥時的飲水量和吃藥姿勢。

知識連結：

1.吃藥時的正確姿勢。

多數人都有這樣的習慣，吃藥時用一口水吞下，這是不正確的。一定要用水吞，不能乾吞，以免藥物黏附於食道壁，尤其是膠囊劑，會對食道造成損傷。此外，吃藥姿勢也有講究，服抗潰瘍藥後應該靜臥片刻，並根據不同的潰瘍部位，採用不同的臥位：潰瘍在胃底後壁，宜仰臥；潰瘍在胃體後側壁，宜左側臥位。這樣既可減慢藥物排空時間，延長藥效，又可減少胃酸和十二指腸液的反流，減輕對胃黏膜的侵蝕作用，從而提高療效。

2.吃藥時應多飲水

飲水量大可增快胃的排空速度，使藥物更快到達腸部，提高吸收速率，多數藥物在小腸被吸收，飲水量大對溶解度低而劑量大的藥物也能增加溶出量，使吸收量增加。

所以，吃藥時應用足量的水，最好在 200～300 毫升間。吃藥時姿勢也要注意，如某些治療胃潰瘍的藥，其藥理作用是藥物與胃黏液中的蛋白結合形成保護膜，覆蓋潰瘍表面而促進潰瘍癒合。

七、飲水杯子的選擇

水天天喝，杯子天天用，但到底用怎樣的杯子喝水更健康？在杯盞的發展史上，兩者相較，杯的產生在先，盞在後，杯多用以飲酒，盞多用以飲茶，杯的器形較小，盞的器形較大，杯多高腳，盞多圈足，杯的紋飾簡

約，盞的紋飾繁雜。透過杯盞演變，可窺悟中華民族茶酒文化的博大精深。

1. 玻璃杯最健康

　　喝水的杯子應首選玻璃杯。別以為玻璃杯只是通透好看，在所有材質的杯子裡，玻璃杯是最健康的。玻璃杯在燒製的過程中不含有機的化學物質，當人們用玻璃杯喝水或其他飲品的時候，不必擔心化學物質會被喝進肚裡去，而且玻璃表面光滑，容易清洗，細菌和汙垢不容易在杯壁孳生，所以人們用玻璃杯喝水是最健康、安全的。

2. 提倡使用琺瑯杯

　　也有專家提倡使用琺瑯杯，因為琺瑯杯經過上千度的高溫製成，不含鉛等有害物質，可以放心使用。

3. 慎選塑膠杯

　　塑膠材質的杯子中常添加塑化劑，其中含有有毒的化學物質，用塑膠杯裝熱水或開水的時候，有毒的化學物質就很容易跑到水中，並且塑膠的內部構造有很多的孔隙，其中隱藏著髒汙，清洗不淨就會容易孳生細菌。所以專家提醒，在選購塑膠杯時，一定要選擇符合國家標準的食用級塑膠所製的水杯。

4. 陶瓷杯喝水不利健康

　　日常生活中，五顏六色的陶瓷杯很討人喜歡，可實際上在那些鮮豔的顏料裡卻藏著巨大的隱患，尤其內壁塗有釉，當杯子盛入開水或者酸、鹼性偏高的飲料時，這些顏料中的鉛等有毒重金屬元素就容易溶解在液體中，喝入會對人體造成危害。

生活小提示：

　　生活中，很多人沒有經常洗杯子的習慣，但是你們知道嗎？杯子中可能有大量肉眼不可見的細菌正在繁殖，尤其是飲用含糖飲料之後，細菌繁殖速度之快是非常驚人的。比如一個大腸桿菌在最佳條件下 8 小時後可以繁殖到 200 萬個，因此，如果清洗不及時，雖然杯子可能看上去不髒，但其中藏有大量細菌。對於杯子清潔不徹底的危害，67.2％的人知道會導致細菌孳生，57.4％的人知道茶垢會危害健康，17％的人並不清楚，還有 12.4％的人僅僅認為會影響心情，2.6％人甚至認為沒有什麼危害。

　　杯子的類別很多：

1. 根據材料分類，比如陶瓷杯、玻璃杯、塑膠杯、不銹鋼杯等
2. 根據寓意分為合歡杯、情侶杯、夫妻杯等
3. 根據功能分為保溫杯，馬克杯、啤酒杯，咖啡杯等
4. 根據結構分為單層杯，雙層杯，真空杯，納米杯，能量杯，生態杯等

　　很人都喜歡把杯子當禮物送給親戚、朋友、客戶等。其實杯子除了非常實用之外，還有更特殊的意義。杯子的諧音是「一輩子」，一個杯子就意味著一輩子。難道這世界上還有比這更好的禮物嗎？杯子是美麗浪漫的象徵，但是也要特別注意，杯子是易碎品，所以要萬分珍惜。

知識連結：

　　用怎樣的杯子泡茶最好？泡什麼茶用什麼茶具，都要講究。近年來，喝茶更有講究：這把紫砂壺專喝烏龍茶，那把紫砂壺專喝綠茶，最好的紫砂壺專喝普洱茶。需要提醒的是，最好別用黑陶茶具泡茶、喝茶，因為黑陶含鉛量大。到底用什麼樣的茶具泡茶最好？

　　現在通用的茶具有瓷器、陶器、主要是紫砂器、玻璃、塑膠。在沖

泡紅茶和烏龍茶時應選用陶器，因為從品茶的角度來看，陶器保溫性好，沏茶時能獲得較好的色香味，且造型美觀，具有藝術欣賞價值。但沖泡綠茶時，特別是碧螺春和銀針時，一般使用玻璃茶具，玻璃茶具可見杯中輕霧縹緲、澄清碧綠及朵朵茶芽的美態。

科學研究顯示，茶垢對人體健康是極為不利的。飲用水中含有礦物質和微量有害重金屬離子，如鎘、汞、砷等。當水加熱時，隨著水溫的升高，鈣、鎂離子溶解度下降，當水被濃縮到一定程度時就沉澱析出。這些析出物會隨水沖泡茶而進入茶杯中，茶水會迅速氧化生出褐色茶鏽，其中含有鎘、汞、砷等多種有害金屬。沒有喝完或存放較長時間暴露在空氣中的茶水，茶葉中的茶多酚（Tea polyphenols）與茶鏽中的重金屬物質便會發生氧化作用生成茶垢，並黏附於茶具內壁，越積越厚。

相關部門曾對茶垢進行了抽樣檢驗，發現茶垢中還含有亞硝酸鹽等致癌物質。水和茶形成的茶垢隨著飲者進入消化系統，極易與食物中的蛋白質、脂肪酸和維他命等結合成多種有害物質，不僅會阻礙人體對食物中營養素的吸收與消化，還會使許多臟器受到損害，如神經、腸胃、泌尿和造血系統的病變，甚至引起人體過早衰老。為此，勤洗茶杯，才能使茶葉發揮更好的保健作用。

第六章 「飲」中迷思數一數

　　只要多喝水就能讓容顏永駐、健康常在嗎？事情並沒有這麼簡單。不挑時間喝、不計較內容喝……一旦你陷入這些喝水的迷思中，水不僅無法成為補藥，甚至可能化身為毒藥！對於大自然賜予我們的健康的靈丹妙藥，當然不能局限於是否喝足了水，如果你以下面的錯誤方式對待它，同樣對健康不利。

一、飲水是為了解渴

　　說到飲食的重要性，人們往往都在講究吃什麼好，而忽略了飲水。喝水再平常不過，似乎沒什麼需要解釋。當我們詢問周圍的人為什麼喝水時，得到的回答通常是「解渴」，沒錯，喝水是解渴最直接的方式。

　　專家認為酒精、蘇打、果汁、咖啡、和茶不能夠算作是嚴格意義上的水。人們常常覺得至多 3 ～ 4 杯就夠了，這遠遠少於需要的 6 ～ 8 杯，口渴應當隨時喝水來滿足，建議飯前半小時喝 1 杯水，飯後半小時至一小時再喝 1 杯，宴席前或上床前再多喝 1 杯。做一個實驗，你可以紀錄一下平常三大中你所喝下的水量，你會感到吃驚。我們中很多人會認為我們喝下的水多於我們的實際需要，事實上我們越注意身體對水的需求，我們就會越健康。

1. 水的純淨度也很重要

　　水的純淨度也很重要。注意乾淨水、安全水、健康水、不能混為一談。水的乾淨與安全主要是針對水汙染而言，健康水主要是針對人體健康而言。乾淨水、安全水不等於健康水，飲用水應做到乾淨、安全與健康統一。所有水均為「解渴」作用，但不一定具有較強的生理功能。

2.21 世紀的健康水

20 世紀，自來水的普及帶給人們「安全水」，21 世紀，則是健康水時代。

古人把水看作「溶液」，認為水中礦物質種類越多越好，含量越高越好。而現代人卻把水分為「溶質」和「溶液」兩部分，認為水越純越好，因而不理自然規律，反而用人為的方式製造地球上不存在的「純淨水」。

「純淨水」、「富氧水」（指人為製造的氧含量超過自然界水十幾倍以上的水）、電解水——都違背了人類進化過程對自然界水的適應及和諧。我們談論健康水，研究健康水，一定要尊重自然規律，而不是一味征服自然和改造自然。

生活小提示：

20 世紀，自來水的普及帶給人們「安全水」，21 世紀，則是健康水時代。

1.「安全水」不等於健康水

日新月異的現代社會發展，不僅帶來了科技的更新和生活的便利，同時也帶來了嚴重的工業汙染。將自來水煮沸喝並不代表安全，因為水煮沸並不能「殺死」重金屬、砷化物、氰化物、亞硝酸鹽、有機汙染物，比如農藥、殺蟲劑、合成洗滌劑等有害物質。

現在多數人家中都備有飲水機，飲用水都來自於桶裝水。桶裝水存在著二次汙染隱患，會造成微生物大量繁殖。因此，人們習以為常的「安全水」其實一點都不安全也不健康。

2. 什麼是真正的健康水？

什麼是真正的健康水？專家認為要具備三個標準：一是沒有汙染的水，無毒、無害、無異味，二是沒有退化的水，具有生命活力的水，

三是符合人體營養生理需要的水。專家說，滿足第一點只是乾淨的水，滿足第一點和第三點是安全的飲用水，只有三點全部滿足，才是健康飲用水。

專家指出健康水的定義要和安全水區別開，它們是不同層次的概念。水首先要達到安全水，安全的水是健康水的基礎，但還不是全部。還要注意區分生命的維持和生命的品質是兩個概念。第二個是健康，可以保證生命的品質。健康水的定義是：滿足人體的生命維持和安全的基本營養，更進一步滿足人體的生命品質，提高生理和功能的水。

有的人會認為，水沒什麼太多的營養，只不過負責溶解和循環一些物質，有些人還會認為，就算水中含有人體需要的礦物質和微量元素，人完全可以從食物中獲取，事實上，水在體內主要有兩種重要的特性。

1. **賦予生命各種功能**：專業人士表示：透過健康飲水，不僅能補充人體需要的微量元素鎂、鈣、鈉等，更能補充在日常飲食品裡會含量較少的，偏矽酸、鍶、硒等。
2. **維持生命的特徵**：在前面的章節中提到過，人體中 60％ 是由水組成的，毫不誇張說人三日不進水就會死亡，因為人體內的營養物質是透過水來消化和吸收的。

知識連結：

水和我們的生活息息相關，但我們對水的認識太少，甚至可以說是膚淺。其實水對人體來說有四大好處：

1. **水是傳輸資訊的記憶庫**：生命會因為沒有水，而得不到正常指令運行。
2. **水是運輸營養物的儲載體**：沒有這個載體，細胞就會因得不到豐富的營養而枯萎至死。
3. **水是細胞的運動場**：沒有運動場的細胞是無法運動的，狹小的環境不足以讓細胞活躍。

4. **水是細胞的組成部分**：不含水分的細胞不能稱之為細胞，有違科學的原理。

二、口渴時才喝水

在人體的構成成分中，水是必不可少的物質之一。人體一旦缺水，必然造成新陳代謝的紊亂，甚至會危及生命。生理學家認為，只有大腦中樞發出需要補充水的信號時，人才會有口渴的感覺，這時才想喝水是不科學的。因為人感到口渴口乾時，體內的水分已散失 2%～ 5%，此時會出現心煩和少尿等身體不適。當體內水分散失 5%～ 7%時，會出現皮膚發皺、幻覺、狂躁、甚至發生輕度昏迷，超過 12%有生命危險。

事實上，人對口渴想喝水的欲望是不強烈的，至少與食慾相比較來說是如此。人只有丟失 2%體重的水分才會感到口渴，或是輕度脫水時才會產生口渴的機制。口渴機制不良、對水的味道不滿意、經常攝取利尿的咖啡和酒精、參加鍛鍊、環境狀況不佳等因素增加了慢性、輕度脫水的可能性。容易脫水的群體是嬰兒、老人和運動員，這些人無法充分表達渴感，或者感覺不到口渴。

如果在氣候適宜的時候進行室外工作，每小時透過出汗會損失 0.9 到 1.8公斤的水，這意味著一個 73 公斤重的人每小時容易損失掉體重的 2%左右。如果活動劇烈或高溫環境，液體的損失會更大。人們會感到疲勞、勞動能力降低、口乾舌燥。

1. 人體要保證有充足的水分

補充水分對身體幫助食物的消化吸收，排除體內的廢物毒素，降低血液的黏稠度等都有重要的作用。成人一天應喝 6 到 8 杯水，每杯水 250毫升，喝水的水溫最好是攝氏 22℃的白開水，因為人的正常體溫為攝氏37℃，按人體的黃金比例，體溫與 0.618 乘積為 22.8℃，這對人體的新陳代

謝和生理功能最適合。不要等到口渴了才喝水。因為口喝時，身體已經缺水多時了。所以，應當養成即時、適時飲水的習慣，口不渴也要飲水。

2. 人體需要的三種途徑

水可以透過三種途徑獲得：一是飲水，二是固體食物，三是細胞氧化。正常環境溫度條件下，人們一般透過飲水攝取約 1,400 毫升，固體食物產生約 700 毫升，細胞氧化約 200 毫升，總計約 2,300 毫升。水透過尿、糞便、汗液、皮膚及消化道揮發的方式排出體外，排泄量分別為尿約 1,400 毫升，糞便約 100 毫升，出汗約 100 毫升，皮膚揮發約 350 毫升，呼吸道揮發約 350 毫升，總計約 2,300 毫升。高溫環境人體的水分排出量可達到約 3,300 毫升，長久鍛鍊時體內排出水分則高達約 6,600 毫升。因此，要達到體內的水準衡，就要根據排泄量調整飲水量，不要等到口渴才喝水。

生活小提示：

口渴的原因很多，像是中樞系統出了問題，總覺得渴，實際上不缺水，也沒有出現口乾舌燥的現象，但是中樞神經反應口渴就是要喝水；有的是免疫性的疾病，名為乾燥症候群，不僅只是口渴，還包括各種黏膜的乾燥，比如說眼瞼結膜的乾燥，如果你有不舒服的地方，不要自己去判斷疾病，要到醫院去檢查。

解決的辦法：

1. 臨睡前喝杯冷開水，早上起來後，喝一杯淡鹽水，補足夜間流失的水分。
2. 睡前吃一顆水梨，因為水梨是清火的，防止你上火。
3. 你也可以每天喝點綠豆湯，效果也很好。或者喝碗蛋花湯放點糖，效果也很不錯。

知識連結：口渴的原因

1. 人體內缺水導致口渴

當天氣炎熱、做體力勞動、失血、燒傷、嘔吐、腹瀉、因高溫中暑，而大量出汗的時候，人們都會感到口渴，這是因為人體內嚴重缺水而導致的口渴。在這種狀況下，人們往往會出現口乾舌燥、面容憔悴、眼窩塌陷、皮膚乾癟而無法舒展等症狀，還有人會因為當天吃的食鹽過多，從而引起口渴症狀。

解決辦法：因食鹽攝取量過多而產生的口渴，如每天能吃一頓無鹽飲食，口渴症狀即可消失。實際上，口渴是人體自身一種獨特的保護機制，它可使人體免於脫水。一般來說，成人每天大約需要 2,200 毫升水，從食物中可獲得 1,000 毫升水，其他的 1,200 毫升則要從飲水中補充，才能滿足人體的生理需要。當體內水分一旦恢復平衡，這種「保護性」口渴隨之消失。

2. 因糖尿病引起的口渴

激素的作用之一是協調人體內水、鹽的代謝。一旦這種激素的平衡遭到破壞，它就會引起經常性口渴。很多糖尿病患者血糖過高，就會使其尿量猛增。這時大量飲水，仍會感到口渴難忍。

解決辦法：如果糖尿病患者在服用胰島素或降糖藥期間依舊覺得口渴，這就說明其病情在加劇。遇有這種情況，應前往醫院查血糖，並立即服用降葡萄糖含量的藥，同時要維持每天水的生理需求量。

3. 腦損傷引起的口渴

有些人在腦損傷或神經外科手術後也會口渴。患者每天要喝 10 公升至 20 公升水，這時尿崩症加劇，患者往往在一天，甚至一小時之內就能致命，非常危險。這是因為患者體內缺少所謂「限制排尿激素」的緣故。

解決辦法：當家中有腦損傷或神經外科手術後的患者，家屬就更應

細心照顧。因為發病快速，出現上述症狀後應即刻看神經科醫生。

4. 激素過剩引起的口渴

患有甲狀腺亢進（Hyperthyroidism）的人經常會感到口渴，而激素過剩往往也會導致患者牙齒脫落、全身骨頭痛、快速疲倦、肌肉乏力、急劇消瘦，從骨頭中流失的鈣甚至能將尿染成白色。

解決辦法：一旦出現上述症狀，應盡快請內分泌醫生診治。控制甲亢，平衡代謝才能緩解口渴症狀。

5. 腎病引起的口渴

患有腎病的人也會經常出現口渴的症狀。這是因為腎已經喪失保持水分的能力，因此需要大量的水。

腎病有多種，其中腎盂腎炎（Pyelonephritis）、血管球性腎炎（glomerulonephritis）、腎積水（Hydronephrosis）等都會引起口渴。在排尿量減少和出現浮腫時，患者仍然會感到口渴。這種情況下出現的口渴證明其腎功能不全。遺憾的是，這種極其危險的現象常常不能被及時發現。即使發現，已為時過晚，以至於患者只能借助於洗腎（Hemodialysis），或腎移植延續生命。

解決辦法：及時注意口渴，也就是使腎免遭進一步損害。一定要及早到醫院對症治療，不能用大量飲水解決腎病引起的口渴。

6. 用藥不當引起的口渴

有時吃藥後，感到口乾舌燥，這是用藥不當引起的口渴，因為有些藥物使用不當導致身體的水與電解質失衡。另外就是某種特殊的藥物引起的口渴。如：服用降壓藥就會引起口乾，因為有些降壓藥減少口腔腺體的分泌的緣故。

解決辦法：有些患者採取大量飲水的方法，但是無法解決問題，且大量喝水對高血壓患者還有害。這時應諮詢醫生，同時更換利尿藥或減壓藥。

三、喝水就飽

　　沒有任何物質是比水更重要的，不過沒有人知道一個人需要喝多少水，主要是因為很難去測量一個人從飲料及食物中攝取多少水，有多少儲存的水被使用掉，以及有多少水被轉化成尿液及其他體液。

1. 喝水也絕不是越多越好

　　儘管水對人體非常重要，但喝水也絕不是越多越好。長期飲水過多，可能會導致腎臟超負荷工作，易出現腎功能受損。炎炎夏日，如果一邊出汗一邊大量飲水時，發現自己有無力、頭痛、嘔吐等症狀，那你的身體在告訴你，你很有可能「水」中毒了。

　　醫生指出，大量喝水後，人體易產生疲倦感，食慾大減，還使人感到昏昏沉沉。這是因為飲水過多沖淡了血液，全身細胞氣體交換就會受到影響。腦細胞一旦缺氧，人就會變得遲鈍。

2. 腎功能正常的人每天飲水量

　　專家指出，腎功能正常的人每天最多只可排出 10 到 20 毫升的尿。如果飲水過量，腎臟來不及將多餘的水排出體外，體內儲存的水分便會稀釋血液，出現低血鈉現象。鈉是維持人體細胞滲透壓的重要電解質，血鈉過低會影響身體的各種機能。

3. 孕婦飲水也要適度

　　需要指出的是，孕婦飲水也要適度，孕婦喝水過多會引起或加重水腫。一般孕婦每天可喝 1 到 1.5 公升左右水較為合適，妊娠晚期以不超過 1 公升為宜。

4. 一般人每天喝多少水最適合

每人飲水量應視個人情況而定，一般為 1.5 到 2 公升為宜。但應注意，一次飲水過多或喝得過快對身體不利，老年人尤其應該注意。一次飲水過多會加重心、腎負擔，對患有心臟病、高血壓、腎病和水腫的人傷害最大。

5. 如何能飲用到健康好水

世界衛生組織（WHO）耗鉅資對全球五大長壽村進行了周密的考察，長壽村的居民平均年齡超過百歲，百歲老人仍然下田耕種，身體尚能保持健康活力的狀態，生活儉樸，食物並無特殊，迄今為止無一例因癌症、糖尿病、高血壓或心血管疾病而死亡的，人死亡一般都是自然老死。科學家們將長壽村的水取樣分析後，發現其中一項重大的祕密，即是長壽村的飲用水不但乾淨，且為小分子團弱鹼性水。弱鹼性小分子團水為何能使人健康呢？其一，弱鹼性水能促使人體酸鹼平衡，保持健康狀態；其二、水分子團中水分子數越少，水的溶解物質的能量就越大，這種水喝進人體後進入細胞壁的滲透壓就越小，所以飲用小分子團水能促進營養吸收和廢物的排泄，促進細胞的新陳代謝，提高免疫力。

生活小提示：

生活中，大多數人都會認為吃藥應該多喝水。但據專家解釋，喝水過多，會稀釋胃酸，不利於對藥物的溶解吸收。一般來說吃固體藥物配一小杯溫水就足夠了。

對於糖漿這種特殊的製劑來說，特別是止咳糖漿，需要藥物覆蓋在發炎的咽部黏膜表面，形成一層保護性「薄膜」，從而減輕黏膜炎症反應，阻斷刺激而緩解咳嗽。若喝水過多，會稀釋糖漿，降低黏稠度，使黏附在黏膜上的糖漿減少，無法形成保護性「薄膜」，也就無法緩解咳嗽，從而使止咳糖漿藥效降低。所以建議喝完糖漿 5 分鐘內不要喝水。

知識連結：

　　正常成年人每天水的需要量約為 2,000 毫升，而兒童生長代謝旺盛，加之組織細胞增生時需水量比成人多，一般每公斤體重需水約 50 ～ 60 毫升。然而，兒童的水代謝器官功能還未完善，調節和代償功能差，容易出現水代謝障礙，若讓孩子喝水過多則會影響其健康。

1. **造成水中毒**：若兒童一次或多次飲用過多的水，而腎臟對過多的水分又未能及時排出，便會使得水在體內滯留，先是細胞外液滲透壓降低，繼而水分進入細胞內，導致細胞內外液滲透壓降低。此時輕者會出現頭昏腦脹，重者出現神智不清、意識障礙。

2. **引起腸胃功能紊亂**：兒童劇烈活動後，立即喝水易引起腸胃損傷或功能紊亂。因劇烈活動後腸胃道血管處於收縮狀態，大部分血液集中到肌肉中去，大量喝水後水分在腸胃道累積，使人產生悶脹感。由於水分過多，沖淡了胃內消化液，使消化功能減退，食慾降低，久之還可能引起胃黏膜病變。

3. **增加心、腎臟負荷**：喝水過多，使血容量急劇增加，正在工作的心臟負擔加重，需要強而有力的收縮才能代償。而腎臟在短時間內排泄出較多水分，亦會消耗能量。反覆如此工作，心、腎也會「疲勞」，使其功能減退。

4. **引起頻尿和尿毒症**：兒童排尿的調節功能還很不穩定，若喝水太多，會致排尿「開關」失靈，導致頻尿或遺尿。

　　所以，家長對兒童每日飲水量應有所控制。根據生理需要量，兒童每日飲水量應為：1 歲以下：700 毫升左右；2 ～ 3 歲：780 毫升左右；4 ～ 7 歲：約 950 毫升左右；8 ～ 9 歲：約 1,050 毫升左右；10 ～ 14 歲：約 1,100 毫升左右，其餘可從食物中獲得。

四、睡時不喝水

　　有些人怕夜裡上廁所太多，影響睡眠品質，晚上睡覺前就渴了也不喝水，這樣做是不利於健康的。原因是人在睡覺時，體內的代謝活動並沒有完全停止，對水的需求也是必不可少的。人在睡眠時由於呼吸、出汗和排尿，都要流失一定的水分，這時很有必要補充水。而睡前喝水，能為身體儲備些水，以便不斷補充丟失的水。

　　對於患有心腦血管疾病的患者更是不可缺少的，由於水分的丟失，易造成血液中的水分減少，使血液黏稠度提高，有突發心腦血管疾病的危險。因此睡前應補充大量的水，一般為 200 毫升為宜。

1. 入睡前喝一杯水，防止重大疾病

　　人要健康生活，除了保持飲食營養均衡外，最重要的是補充適當的水分，充足的水分能增加人體對疾病的抵抗力，再多的營養品和補品也比不上喝水的重要性，所以，水也有百藥之王之的美稱。怎樣才能掌握好喝水的時間呢？晚上 11 點鐘到凌晨 2、3 點這段時間，人體血濃度最大，心肌梗塞、心絞痛和腦溢血在這時候最易發生，在睡覺前喝杯水可稀釋血液濃度。

2. 睡前喝水可以滋潤肌膚

　　有些書上說睡前喝水可以滋潤肌膚，但也有說睡前喝水的話，第二天就難逃水腫的命運。其實這是喝水方法的問題，只要掌握好方法，一切自然不是問題了。護膚顯然離不開水，多喝水可使皮膚滋潤。喝水的次數，以每日 4 到 5 次為宜。缺水會使皮膚顯得乾枯、多皺紋、無光澤。早晨餐前飲水合適；飯後、睡前不宜多喝，這除了會導致胃液稀釋，夜間多尿外，還會誘發眼瞼和眼袋水腫。

3. 用水並非越「純」越好

隨著生活水準的提升，純淨水成了很多人的飲水首選。但相關專家表示，水並非越「純」越好，純淨水不應長期飲用。用蒸餾、反滲透、離子交換等方法製得的水被稱為純水，含很少或不含礦物質。由於水中細菌、病毒微生物已被除去，純淨水可生飲，口感較好。

但對飲水來說，水並非越純越好，因為水中的無機元素是以溶解的離子形式存在，易被人體吸收，所以水是人體攝取礦物質必不可少的重要途徑。而純淨水無法給人體提供礦物質，因此，喝純淨水時，要多補充礦物質，多吃富含鈣、鎂、鉀的食物。

與純淨水相比，天然礦泉水是健康飲水之冠。天然礦泉水含有一定的礦物鹽或微量元素，或二氧化碳氣體，具有保健價值，是一種理想的人體微量元素補充劑。

生活小提示：

晚上多喝會引起眼睛浮腫，所以建議睡前不要喝太多的水，適量就好。其實眼睛腫與睡眠、飲水和睡覺的姿勢都有關係。一般來講，引起眼睛腫的原因有很多，比如不當的使用化妝品、皮膚病、心、腎功能不全或血管神經性水腫。眼睛腫是很常見的事，除了平時多加注意外，解決的辦法有很多：

1. 按摩可以促進眼周肌膚的血液循環，有效減少腫脹。
2. 在冰牛奶中浸透眼睛貼布，取出敷在眼上 5 分鐘，然後再在眼皮上鋪兩片水梨或鳳梨，使眼睛更加明亮。
3. 時常用洗眼液清洗眼睛，當然最好的辦法是滴養目眼藥水。

如果你是從事速記，閱讀或其他類似工作的人，還可以試試下面四種簡單的運動習慣：

1. 眨一眨眼睛，然後注視著遠處的任何目標。

2. 不要轉動頭部，讓你的眼球轉到右眼角，然後再轉到左眼角。

3. 不要抬頭或低頭，讓你眼睛先看看天花板，再看看地板。

4. 把眼睛盡量睜大，然後再閉緊。

知識連結：

據報導指出，睡前喝水防心絞痛。

老年人由於腎臟濃縮功能減退，排尿帶出的水分增多，或是夏天出汗過多等，都可能導致體內缺水。缺水與冠心病發作有千絲萬縷的聯繫，心絞痛與心肌梗塞多在睡眠中或早晨發生，除了夜晚神經緊張性增加，使冠狀動脈痙攣等因素外，還由於經過一夜的呼吸、出汗、排尿，喪失了大量的水分，使血液濃縮，血流減少，冠狀動脈管腔相對狹窄，或血液經過濃縮形成血栓，使血管閉塞，導致心肌出現急性供血不足或局部心肌壞死。因此，老年人要定時定量飲水，尤其睡前適量喝水，可減少心絞痛、心肌梗塞的發生。

五、追求潮流，總是喝純淨水

隨著社會的發展和人們生活水準的提高，現在越來越多的家庭都會飲用純淨水，認為純淨水是去除雜質的水，屬於「綠色食品」，喝純淨水「時尚」。但是若將純淨水作為日常用水來長期飲用，就未必有利於健康了。因為純淨水在去除雜質的同時，也把人體需要的微量元素也一起去掉了。

在現實生活中，純淨水是人們經常飲用的飲品，但許多人不知道，其實純淨水是沒有什麼營養價值的。因為純淨水在生產過程中，一般採用多層過濾技術，把細菌和有害物質濾去的同時，也把自然水中的養分和礦物質過濾出去了。

1. 經常喝純淨水不安全

　　綠色食品有三個主要特性，即安全、優質、營養。第一特性是它的安全性，也就是說在合理食用方式和正常食用量情況下，食品不會危害身體。大家都知道，一個成年人每天需飲用 2,000 毫升左右的水，才能保持水分平衡，如果一個成年人每天飲用 2,000 毫升左右的純淨水，長期下去會不會引起身體的危害呢？純淨水的水分子不易通過細胞膜，會導致身體內有益的生命相關元素向體外流失，有些敏感的人越喝越不解渴，越喝越想喝，降低了人體免疫力，甚至引發某種疾病。有研究所提供了臨床反應：「研究對象飲用雨水半年後普遍感到乏力。」經測試，雨水中缺少礦物質，其水質與純淨水相似。這是在合理飲用方式和正常飲用量情況下引起身體危害的例子。

2. 純淨水沒有營養價值

　　純淨水有沒有優良的營養價值呢？可以肯定的回答：沒有！大家都知道，純淨水加工時，在去除水中的汙染物的同時，也去除了水中人體必需的微量元素和巨集量元素。有大學教授著重指出：「對飲水來說，並非越純越好，水中的無機元素是以溶解的離子形式，易被身體吸收，因此，飲水是人們攝取礦物質的重要攝取途徑。純淨水含很少或不含礦物質，過去主要用於熱電廠鍋爐、電子工業洗滌、積體電路板等。飲用純淨水要慎重為之，尤其是對兒童、老年人和孕婦是不適合的。」世界衛生組織提出的健康飲用水必須符合六個條件，即：不含有害物質、含有適量的礦物質、硬度適中、含氧豐富、水分子團小、pH 值為弱鹼性。純淨水基本上不含礦物質，硬度接近於零，含氧量極少，其蒸餾水為的含氧量為零，水分子團大於 00Hz，pH 值 6.0 左右，為弱酸性。加拿大和俄羅斯的飲用水水質標準規定硬度不得小於 50mg/L（以 $CaCO_3$ 計），歐美國家飲用水水質標準硬度要保持 60 以上。顯然純淨水不符合健康水的條件，更談不上優良的營養價值。

3. 長期飲用純淨水影響身體健康

純淨水是否有利於健康呢？公共營養專家指出「純淨水具有極強的溶解礦物質、微量元素的能力，人們大量飲用純淨水後，體內原有微量元素、營養素和營養物質，就會迅速地溶解於純淨水中，然後排除體外，使人體內的營養物質失去平衡，出現健康赤字，不利於身體健康。現在許多歐洲國家都規定純淨水不能直接作為飲用水」。美國著名水專家馬丁‧福克斯（Martin Fox）醫學博士，在《健康的水》一書中強調指出：「喝被汙染的水和脫鹽水（即純淨水）都會對我們的健康造成傷害。」有研究員從 1987 年至 1994 年對小白鼠進行了 7 年試驗，讓其長期喝蒸餾水，結果發現小白鼠生長較慢，體重下降，骨質疏鬆，肌肉萎縮，腦垂體和腎腺系統功能被破壞。全球大量動物試驗和臨床反應都證明，長期飲用純淨水有害健康。

有協會曾發布警示：青少年、兒童和老年人不宜長期喝純淨水。綠色食品以健康為基本目標，而長期飲用純淨水，不但沒有促進健康的作用，反而會對身體造成傷害。

生活小提示：

生活中除了水，還有很多自製的飲品也能很好的補充營養。

1. 綠豆湯加鹽

由於夏天人體出汗多，可以經常喝點含鹽的水，如淡鹽水、鹽茶水、鹽綠豆湯等。食品教授說：世界衛生組織曾給出吃鹽的建議，即每人每天不宜超過 6 公克，但夏天可以適當增加一些。

之所以要喝這些含鹽分的飲料，是因為這其中含有大量的鈉、鉀等礦物質，可以補充人們因大量出汗而帶來的礦物質流失。出汗後如果單純補充水分，會越喝越渴，既達不到補水的目的，還可能導致體溫升高、小腿肌肉痙攣、昏迷等「水中毒」症狀的發生。此外，喝鹽水時最好適量加些糖，以補充身體的能量消耗。

2. 乳酸菌飲料

　　大家可能會問，在家可以用水隨時自我調節，可是出門在外怎麼辦呢？其實市面上有很多飲料可以和水一樣有很好的解渴作用。其中乳酸菌飲料和茶飲料比較典型，乳酸菌飲料的含乳量比較低，在總體營養價值上不如優酪乳，但喝起來卻很解渴。而且活性乳酸菌對人體非常有益，能促進營養的吸收、調節腸胃道功能。有些乳酸菌飲料還添加了人體所需的鈣和維他命，可以一定的補充營養。

　　再來說清新爽口的茶飲料。具有防暑降溫、利尿、還有抗氧化的作用，同時，茶飲料和茶水一樣，其中含有維他命 A 和維他命 E，有助於保護皮膚，減少紫外線輻射的影響。

　　以上推薦兩種飲品，更適合夏天飲用，效果會更好。

知識連結：

　　飲用含有適當礦物質的水，對保護人體細胞安全和身體狀況非常重要。水越純淨，活細胞受損越多，破裂越快。尤其是人的腦細胞反應最為敏感，一旦腦細胞水腫，就會使顱內血壓增高，導致頭痛、嗜睡、抽搐，嚴重時危及生命。老人小孩不宜多飲純淨水，如同人不能飲海水是相同的道理。從營養的角度講，我們攝取的營養物質不在於消化吸收，而重要的是在於存積，是營養工作的重點。而好水的自淨能力強，水本身有自淨及抑菌功能，但由於水的退化，造成水抑菌能力降低，受汙染的水，雖然經過多層次淨化處理達到「淨化」，水還是退化水，甚至退化更嚴重，其水的自淨功降低更明顯。

　　好水能促進生命活力，它的擴散力、滲透力強，例如泉水喝了以後，越喝越想喝，且不感到肚脹，不好的水則反之，因為好水的分子團小，滲透力、擴散力強，進入體內能很快吸收，滲入細胞內。不好的水不易吸收，滲入細胞內，所以有肚脹的感覺。好水還有緩解代謝疾病和促進生長的作用。

如何防止飲用假純淨水：

純淨水的品質問題需要關注。專家提醒消費者，買桶裝水一定要選擇正規廠商生產的產品，不要貪圖便宜，結果弄成花純淨水、礦泉水的錢喝自來水。

專家指出，長期飲用不夠純淨的「純淨水」會破壞腸胃功能。因此，人們在購買和飲用純淨水時，要注意把握以下幾個方面：

1. 仔細觀察水的透明程度，看水中有無沉澱物；再將瓶子倒過來，看瓶蓋是否有滲漏。
2. 如果購買大瓶純淨水，最好在 12 天之內用完。因為打開之後，就可能被空氣中微生物汙染。
3. 飲用大瓶純淨水後，不要向大瓶裡裝入其他東西，以保證瓶子再利用時的清潔。

六、陳水加熱再飲

有些人在煮麵或煮湯時，等到快煮好的時候，發現湯太少了，或是太鹹了，便以熱水倒入其中，或是在沖牛奶、泡麵的時候，直接拿熱水瓶中的溫水再行煮沸，然後再沖泡。這種做法，看似合乎經濟效益，既可以節省燒煮的時間，同時也達到節省瓦斯和水的效用，但你知道嗎？這種方法是最為不健康的。

1. 什麼是沸水

沸水就是在爐上沸騰了一夜或很長時間的水，還有電熱水器中反覆煮沸的水。這種水因煮過久，水中有不易揮發性物質，如鈣、鎂等重金屬成分和亞硝酸鹽含量很高。久飲這種水，會破壞人的腸胃功能，出現暫時腹瀉、腹脹；有毒的亞硝酸鹽，還會造成身體缺氧，嚴重者會昏迷驚厥，甚至死亡。

2. 沸水等於死水

東方人習慣喝開水，即煮沸後得到的沸水。說自來水不安全，其中畢竟還有定量的溶解氧和礦物質，而對水加熱的過程中，水中的溶氧會因升溫而散失，更可怕的是，沸水中三氯甲烷（chloroform）的含量是自來水的 3 到 4 倍。難怪用冷卻後的沸水澆花花枯，養魚魚死，喝重複煮沸開水可能還會致癌。

根據實驗證明，如果水一再燒煮，會使水中的硝酸鹽轉變成亞硝酸鹽，而亞硝酸鹽會使人體中的血紅素變成亞硝酸基血紅素，使得紅血球失去了攜帶氧氣的功能。因此，如果經常飲用重複燒煮的水，會造成組織缺氧、呼吸急促、胸口發悶、嘴唇及指甲呈現紫色，或是嗜睡等現象。如果再嚴重些，亞硝酸鹽進入體內之後，經過胃酸作用，很可能再轉換成致癌物質亞硝胺。

3. 亞硝酸鹽透過哪些途徑對人體造成危害

將亞硝酸鹽誤當作食鹽食用，這主要是因為亞硝酸鹽與食鹽極為相似，只要多加留心，應該可以避免這類事情發生。食用亞硝酸鹽含量較高的醃製食品，如醃肉、泡菜等。食物在醃製過程中，由於一些硝酸鹽還原菌的作用，會產生一定量的亞硝酸鹽。因此要少吃些醃製食品。尤其肉製品加工常超量使用亞硝酸鹽，因亞硝酸鹽有防腐作用，且能使熟肉製品的口感細嫩。特別是火腿腸、午餐肉裡面都常含有超過標準的亞硝酸鹽。

生活小提示：水垢對健康的危害

生活中，水壺如果不經常清理，會結很厚的硬垢，硬垢通常膠結於容器或管道表面。首先，硬垢導熱性很差，會導致受熱面傳熱不佳，從而浪費燃料或電力。其次，硬垢如果膠結於熱水器或鍋爐內壁，還會由於熱脹冷縮和受力不均，極大的增加熱水器和鍋爐爆裂甚至爆炸

的危險性。再來，硬垢膠結時，也常常會附著大量重金屬離子，如果該容器用於盛裝飲用水，會有重金屬離子溶於飲水的風險。

注意事項：

1. 水家電除水垢，要用食品級除垢劑，因為工業級除垢劑含有雜質，甚至有毒，喝了對人體有害。
2. 水家電除水垢，用強酸除垢，有腐蝕性，對家電對人體都有害。

知識連結：消除水垢的方法

1. **水壺煮山芋除垢**：在新水壺內，放半水壺以上的山芋，加滿水，將山芋煮熟後再燒水，就不會積水垢了。但要注意水壺煮山芋後，內壁不要擦洗，否則會失去除垢作用。對於已積滿了水垢的舊水壺，用以上方法煮 1、2 次後，不僅原來的水垢會逐漸脫落，並有防止再積水垢的作用。
2. **小蘇打除水垢**：用結了水垢的鋁製水壺燒水時，放一小匙小蘇打，燒沸幾分鐘，水垢即除去。
3. **煮雞蛋除水垢**：燒開水的壺，用久了積垢堅硬難除。如用它煮兩次雞蛋，可以得到理想的效果。
4. **馬鈴薯皮除水垢**：鋁壺或鋁鍋使用一段時間後，會結薄薄一層的水垢。將馬鈴薯皮放在裡面，加適量水，燒沸，煮 10 分鐘左右即可除去。
5. **熱脹冷縮除水垢**：將空水壺放在爐上燒乾水垢中的水分，燒至壺底有裂紋或燒至壺底有「嘭」響之時，將壺取下，迅速注入冷水，或用抹布包上提手和壺嘴，兩手握住，將燒乾的水壺迅速放在冷水中（不要讓水注入壺內）。重複 2 次至 3 次，壺底水垢會因熱脹冷縮而脫落。
6. **醋除水垢**：如燒水壺有了水垢，可將醋放入水中，燒 1、2 小時，水垢即除。如水垢中的主要成分是硫酸鈣，則可將純鹼溶液倒在水壺裡燒煮，可去垢。
7. **口罩防積水垢**：在燒水壺裡放一片乾淨的口罩，燒水時，水垢會被口罩吸附。

8. **磁化**：在壺中放一塊磁鐵，不僅不積垢，煮開的水被磁化，還具有防治便祕、咽喉炎作用。

9. **軟水機**：整體的去除全家的用水水垢，可以安裝一台軟水機，對全家的水進行整體的去處水垢，讓大家省去為水垢而煩惱的問題。

七、喝開水解渴

　　經常飲用過熱的水，會使口腔、食道和胃黏膜發炎。現在醫學認為，喝熱開水解渴是不科學的說法。發炎往往是癌變的前期，長期發炎下去，可能會引起黏膜質變，發生癌症。因為飲用水過少和食物過燙被認為是消化道癌症的原因。相反，喝冷開水卻是對身體有益的，要注意冬天，不要喝冷開水，最好飲用溫開水為宜。

　　夏天最佳飲料就是燒開後自然冷卻的開水。

1. 夏季喝冷開水最解渴，平均每日應補充 2 公升左右的水，其中包括從飲食中補充的水分。

2. 要養成定時飲水的習慣，不要等渴了再去喝水，因為這時候身體已經缺水。

3. 天天早、中、晚都要喝上 1 至 2 杯水

4. 慢慢喝，就能從冷開水中感覺到有一股微微的甘甜。

5. 冷開水具有獨特的生物活性，可以輕易滲透細胞膜，促進新陳代謝，增強人體免疫功能。

6. 流汗多的，不妨喝點淡鹽水。白開水裡加點鹽，它能補充你身體裡面流失的礦物質，保持體內滲透壓，維持了體內的水分，讓人沒有口渴感。

生活小提示：

　　聯合國指出，塑膠中含有有害物質，受熱後容易分解，且易被人

體吸收，這樣對人體有很大的傷害。正如塑膠袋一樣，大家之所以都提倡不要亂扔塑膠袋，正是因為到處都是塑膠袋對我們的環境造成影響、不美觀，再者就是塑膠袋有對土壤有害的物質。同理，塑膠瓶也是含有有害物質的，所以在喝水時最好不要用塑膠杯、塑膠瓶，瓷、玻璃等材料製成的瓶或者杯子都可以。

現在人缺乏安全飲水知識，每年 1,000 萬人死於水和食物中毒有關的疾病。

知識連結：

1. 黃豆綠豆消暑二豆飲

以黃豆和綠豆為原料做成的「消暑二豆飲」，更具清熱解暑、潤喉止渴之效。消暑二豆飲富含蛋白質、維他命、礦物質等養分，經常飲用能均衡人體營養，調整內分泌，對降低膽固醇、減輕動脈硬化、高血壓及保肝等有一定的幫助。

2. 冰飲料不如熱茶好

冰飲料不適合夏天解渴，而且大量飲用容易致病。冰飲料雖然會帶來暫時的舒適感，但大量飲用，會導致汗毛孔宣洩不通暢，身體散熱困難，極易引發中暑。

在夏季飲上一杯淡淡的溫茶，雖然不像喝冷飲那樣能夠馬上感覺涼爽，但是卻有漸感全身鬆快之感，並且飲茶者體溫下降可以保持 15 分鐘左右。

八、喝飲料＝喝水

在生活中，我們經常說的飲料其實主要指的是軟飲料，即液體飲料。

軟飲料又稱為非酒精飲料，酸甜可口的各種果汁，氣泡十足的碳酸飲料，市場上五顏六色的「糖水」，如今成了下至嬰幼兒上至老年人的共同喜好。尤其是許多中小學生，幾乎是把飲料當水喝。

目前市場上琳瑯滿目的飲料主要可以分為以下幾種：

1. 瓶裝飲用水
2. 碳酸飲料 —— 雪碧、可口可樂
3. 果汁（漿）型飲料
4. 含乳飲料
5. 植物蛋白飲料 —— 杏仁乳、核桃乳
6. 茶飲料
7. 蔬菜汁飲料
8. 特殊用途飲料 —— 功能型飲料

飲料和日常生活中的飲用水是不同的東西，主要表現在以下幾點：

1. 兩者概念和功能不同

是兩種不同的概念，兩者既有關聯，又有區別。飲料是商品，飲用水是必需品。飲料是可喝可不喝，而飲用水是人們每天必需。事實上，水和飲料在功能上並不能等同，由於飲料中含有糖和蛋白質，又添加了不少香精和色素，飲用後不易使人產生飢餓感。因此用飲料代替飲用水，不但沒有給身體「補水」的作用，還會降低食慾，影響消化和吸收。

另外，飲料並非老幼皆宜，不同的族群對飲料有不同的選擇，而飲用水則不然。

2. 兩者對人體的消化和吸收的實質過程不同

喝飲料是脫水過程，而喝水是補水過程。現在很多人尤其是兒童，將喝飲料當成飲水，這是一種概念性錯誤，長期喝飲料會造成人體長期處於

生理脫水狀態，導致人體免疫功能降低，影響正常的新陳代謝。因為，飲料中往往加入很多的營養物質和非營養性物質，包括色素、防腐劑、咖啡因等化學添加劑。要將這些化學添加劑、糖分等分解和代謝，需要大量水分。因此，喝飲料時實際上是增加了水的需求量。同時這些外加物質進入腸道後，為了消化和稀釋這些物質，血液的水分就進入腸道中，使血液的含水量降低，濃度增加，造成身體的脫水。

3. 經常把喝飲料當作喝水影響健康

著名水營養專家指出，無論是果汁飲料還是碳酸飲料，其主要成分大多為糖、人工色素、香精和防腐劑，幾乎不含蛋白質、微量元素等人體必需的營養物質。以飲料為水，不僅影響食慾，還會誘發腸胃道疾病，並把體內的鈣、鐵、銅等營養物質統統「沖」走。近年來，臨床上已經出現了一大批「飲料症候群」患者。

而在美國，科學家卡拉‧埃伯琳（Cara B. Ebbeling）進行實驗表明，每天喝 300 毫升的含糖飲料，在 3 週到 4 週時間裡體重就會增加 0.5 公斤，一年下來會增加 6.4 公斤的體重。她呼籲學校取消學校內的飲料自動販賣機之類的裝置，可以孩童避免肥胖。

英國南安普敦大學對 100 位兒童的調查結果發現，大量喝飲料會造成食慾不振、多動、脾氣暴躁、身高體重不足。這種現象被稱為「果汁飲料症候群」。美國對 100 位貧血的兒童進行調查後發現，這些兒童喝大量飲料，可能由於飲料中含有大量的果糖，會抑制銅的吸收，而銅會影響血紅素的生成，導致了兒童的貧血。

另外飲料多偏酸性，容易引起齲齒。據英國牙科雜誌的報導，經常喝碳酸飲料的兒童齲齒的發生率會增加 59％。而且兒童長期喝飲料，會使人體長期處於慢性、潛在的脫水情況下，尤其是當腦細胞長期脫水，會影響兒童及青少年的腦的正常生長發育，有報導指出長期喝飲料會造成腦的萎縮。

由此可見，經常把飲料當水喝是多麼危害健康。

生活小提示：

飲料提供的熱量，不宜超過人每日總熱量攝取的 10％。也就是說，若一個人每日攝取 3,000 萬毫升飲料，應該考慮下列選擇和組合：0 ～ 3,000 毫升飲用水；0 ～ 1,200 毫升不加糖的咖啡或茶，（淡茶可替代水，但咖啡因攝取量應小於 400 毫克）；0 ～ 480 毫升低脂奶、脫脂奶或大豆飲料；0 ～ 960 毫升無熱量甜飲料；0 ～ 240 毫升純果汁；含酒精飲料，男性 0 ～ 2 杯、女性 0 ～ 1 杯（1 杯 ＝ 360 毫升啤酒或 150 毫升紅酒或 45 毫升白酒）；0 ～ 240 毫升含熱量甜飲。

想喝飲料時，應優先選擇不含或少含熱量的飲料。健康膳食不應依賴飲料來提供營養物質。

知識連結：飲料的等級與熱量限制

根據不同飲料所提供的熱量、營養成分以及對健康的影響，美國飲料指導專家組公布了一份指南，將飲料分成六個等級。

- **第一等級**：飲用水。補充人體每日所需水分的最佳飲料。
- **第二等級**：茶和咖啡。綠茶、烏龍茶和紅茶是常喝的三類茶，茶可提供茶多酚等抗氧化物質及某些微營養素，具有防癌抗癌、降低心血管疾病風險、增加骨密度、減少齲齒及腎結石的作用。咖啡有醒腦、提神的作用。
- **第三等級**：低脂奶。脂肪含量為 1.5％或 1％，脫脂奶和大豆飲料，是人體所需的優質蛋白、鈣和某些必需微營養素的重要來源，優酪乳中還含有對人體有益的細菌。
- **第四等級**：不含熱量的甜飲料。僅提供水分和甜味而不提供熱量。
- **第五等級**：含某些營養成分的飲料。指純果蔬汁、全脂奶的脂肪含量為 3.25％，含酒精飲料和運動飲料。

- **第六等級**：含熱量的甜飲料。這類飲料除了含較高的熱量外，幾乎不含其他有用的營養素。

九、飲用溫度較低的開水

近年來，世界各國，特別是高度發展國家，都提倡飲用溫開水。低溫開水內聚力大，分子間的結構更為緊密，表面張力、水的密度、電導率等都有發生變化，其中生物活性比自然水要高出 4 到 5 倍。這些性質與人體細胞十分接近，加強親和性，更容易被人體吸收。

1. 喝溫水的好處

水的溫度太低或太高對身體都不好。無論什麼季節，最好是喝與體溫相差不大的溫水，溫度以 25℃到 30℃為宜。而喝溫水的好處在於，不會因為水溫過低或是過高刺激消化道，能第一時間為身體所用。

2. 喝冰水的壞處

冰水只能帶來暫時的舒適感，飲用冰水會使身體散熱困難，更為嚴重還會導致中暑。對老人和腸胃不好的人來說，大量的飲用冰水後，輕者引起腸胃痙攣，重者則會使腸道不適，誘發腸胃炎症等。

3. 溫開水加醋

每天 1 到 2 杯溫水稀釋醋，對身體有一定的好處。有助於骨頭裡的鈣質釋出，讓我們更容易吸收到鈣質醋；能刺激胃酸分泌、幫助消化；醋能預防高血壓，適量「吃醋」對健康沒有壞處。但是大量喝醋，對腸胃就不太好了，刺激太大腸胃很難接受。再者，市售的水果醋或其他醋飲料裡往往加入大量的糖，如果以喝醋取代開水、茶等飲料，額外增加不少熱量，長期喝下去，肥胖機率大增，對控制體重更不利。其實只要飲食均衡就能擁有

健康身體，並不是非喝醋不可，因此不必對醋抱持過高期待，更不要誤信偏方，以為它能治病。天天喝醋是與否，純粹是個人飲食、養生偏好，沒有喝醋習慣的人偶爾調一杯醋飲料，換一換口味，當作增添生活樂趣也是可以的。

生活小提示：

在夏季天氣較熱的情況下，可以喝在室溫環境下自然冷卻的白開水，而不是冰鎮過的水。雖然冰鎮過的水可以使口腔周圍變冷，但對血管的刺激過於強烈，造成血液循環不暢。尤其是胃不好的朋友更不宜飲用，因為胃黏膜的刺激很容易引起消化功能的紊亂，嚴重者還會引發腹瀉和痙攣等症狀。

有人把冰水和熱水各參一半來喝，認為這也是所謂的溫水，其實這是錯誤的想法。因為一杯水冷熱不均勻，很容易影響橫膈膜、胃神經的動作，從而會減弱胃的消化機能，消化情況一差，人就很容易疲倦，神經系統也跟著不好，所以家裡最好放一個裝冷開水的專用水壺，避免一加一的方式調製冷水。

另外要想讓水好喝一些，除了履行除氯步驟外，還可以在水中加幾滴檸檬汁，或都入幾片茶葉，讓飲用水變得更有滋味。

知識連結：

1. 長期飲用純淨水

飲水是人體攝取鉀、鈣、硒、鎂等無機元素的途徑之一。而純淨水在製作過程中，在去除病菌的同時，也去除了對人體有益的微量元素和人體必須的礦物質。經常飲用純淨水，必然造成營養失衡。

2. 一次性喝水量過大

出汗不僅丟失水分，同時也丟失鹽分。一次喝進很多水而不補充鹽，水被吸收後以汗的形式排出，又會帶走一些鹽分，造成血液中的鹽分越來越少，吸水能力下降，一些水分就會被吸收到組織細胞，造成「水中毒」。

3. 水燒開就關火

把水燒開是最好的滅菌辦法。但水中微生物的排泄物，尤其是致病菌被殺死後所釋放出來的內毒素，在 100℃是無法被殺滅的，因此水燒開後應把壺蓋打開再燒 2 ～ 3 分鐘後關火。

4. 用茶水吃藥

有人在吃藥時倒一小杯水，送下藥後接著喝茶，或乾脆用茶水吃藥，這是不好的方式。茶水中的成分會和藥物發生化學反應，造成藥物失效或難以吸收，影響治療。

一般來說，城市裡的自來水來自大自然，也經過國家標準的消毒，能符合人體日常飲用基本需要，所以最便宜、最簡單、最自然，也是最健康的水。至於水的溫度，可以根據各人喜好喝，只要不常喝冰的刺激腸胃就好。另外有的人喜歡天然的山泉水，或者想嘗試古代書籍中說的露水、霜水、雪水、雨水，但這些水沒經過消毒，加上現代社會工業化造成的汙染隱患，建議不要輕易飲用。

十、世界上沒有 100%的純淨水

在常溫的條件下，絕對純淨水的硬度甚至要大於鑽石。而自來水中物質按顆粒大小分為：懸浮物質、膠體物質、溶解性物質、水中有機物。懸浮物質：是直徑在 10.04 毫米以上的顆粒，肉眼可看見，這些微粒主要是由

泥沙、黏土、原生物、細菌、藻類、以及高分子有機物組成的,常常懸浮於水中,水會變成混濁就是由它造成的;膠體物質:是直徑在 10.04 毫米～10.06 毫米之間的微粒,是許多分子和離子的集合物。天然水中的有機物質膠體主要是鐵、鋁和矽的化合物,有機膠體物質主要是動植物的腐爛肢體和分解而生成的腐殖質。由於膠體的面積大,所以吸附力也比較強;溶解性物質:直徑小於或等於 10.06 毫米的小顆粒,主要是溶於水中的以低分子存在的溶解鹽類的各種離子和氣體;水中的有機物:主要是指腐爛酸類等有機物和生活工業廢水的汙染物。水中有機物的最大特點是就是氧化分解,大需要消耗水中的溶解氧,而導致水中缺氧,惡化水質,破壞水體。

自來水真的是安全的嗎?自來水不安全的原因:

1. 加氯消毒引起的潛在危害

目前,自來水普遍採用加氯消毒的方法,而在氯化過程中氯同天然有機物、腐殖質相結合,形成潛在的致癌三鹵甲烷。三鹵甲烷包括諸如氯仿、四氯化碳、三氯甲烷之類的致癌物,是癌症和心臟病的主要誘因。生物化學專家認為:「氯太危險了,它應該被禁止使用」。將氯加入水中就像啟動一個定時炸彈。癌症、心臟病、早衰這些在精神上,肉體上的傷害大多都是氯處理水造成的。

2. 自來水受到外界的汙染越來越嚴重

水源的汙染,隨著經濟的迅速發展,各種工業廢料、農業化學物質的排放,對地下水及水庫、江河、湖泊水造成嚴重汙染。

3. 自來水存在的問題

常規自來水水處理難以消除化學汙染物。常規水處理氯化消毒可能產生致癌的氯化副產品物;自來水供水管網及二次汙染:管網陳舊、水鐵銹色;管網破損,維修汙染;地下蓄水池排水管倒、高位水箱暴露,滯水引起微生

物繁殖，貯水腐敗引起二次汙染；隨著全球人均經濟水準和生活水準的不斷提高，自我保護意識對飲水有更高的要求，飲水健康衛生應引起各國政府的高度重視！

4. 自來水二次汙染存在的問題

病原微生物的汙染：9 億人飲用大腸桿菌超標的水，引起霍亂、甲型肝炎、傷寒、非典型肺炎、禽流感等大範圍流行病；有機化合物汙染：引起細菌突變、惡性腫瘤、癌症、畸形等疾病；重金屬汙染：引起水俁病、骨痛病、痴呆、骨頭壞死、畸形、腫瘤等疾病；水退化，使大分子團、滲透力、溶解力、擴散力等差，導致細胞因長期處於半脫水狀態，新陳代謝能力低下，過早衰老死亡；水的生理功能衰退，食物和營養無法被人體正常吸收，而成為影響健康的體內垃圾，堵塞經絡，引發全身器質性病變（多種原因引起的機體某一器官或某一組織系統發生的疾病）。

生活小提示：

有些國家自來水普遍採用過濾、沉澱、消毒等方法，雖能去除雜質、殺死細菌，但仍然存在著重金屬、亞硝酸鹽、有機物等有害物質。自來水廠採用傳統的「氯漂」，雖可有效殺除病菌，但同時會與水中的有機物，如腐植酸等反應生成三鹵甲烷、四氯化碳等更為強烈的有機汙染物，這些含氯有機物是引發人類患各種腸胃癌的最大根源，從而使自來水的致癌致突變性比天然水更為強烈，水中所含的氯越多，對人體造成的危害也可能就越大。

在生活中，用水時經常會感到自來水發黃，尤其是在早晨剛開始用水時尤為明顯，這主要是用戶戶內管道年久失修，或使用了劣質的管材所致。管道內壁未做內防腐處理，與水中的氯接觸會鏽蝕生成氯化物，一部分在管壁上形成鏽垢，一部分隨著水流帶出，就會感覺到水質發黃現象。因此，自來水仍然需要淨化。您家裡的熱水壺和電熱飲

水器中結有灰白的水垢嗎？這些垢是由自來水中結晶出來的碳酸鹽、硫酸鹽附著在內壁表面上而形成的。

此外，從水廠到居民家中要經過漫長的輸送管道、水塔等，都會造成一定程度的二次汙染，需淨化後方可飲用。

知識連結：

人類最寶貴的資源，但隨著工業的發展，世界範圍的飲水資源越來越來嚴重，人類飲用水的危機也越來越來嚴重。

1. 水源汙染的嚴重性

50 年前，水源主要受微生物的汙染，引起霍亂、傷寒、甲肝暴行；20 世紀中期，水源受到重金屬的汙染，引起水俁病、骨痛病等；1970 年代，水的有機物汙染日趨嚴重，全世界已在水中測出 2,221 種有機化合物，美國自來水中測出 776 種，其中 109 種致癌。從上述來看，水中病原微生物、重金屬和有機物 3 種汙染並存，飲水汙染危害健康形勢嚴峻。

2. 飲水衛生存在的問題

國際自來水協會統計：每年有 2,500 萬兒童因飲水受汙染而生病致死；在開發中國家每年因飲用不衛生的水而致病，死亡的達 1,240 萬人。

自來水廠沿用 200 年的混凝、沉澱、過濾、氯化消毒的常規水處理程序，殺菌效果是好的。飲用合格的自來水在流行病學上是安全的，但當水源受到汙染時，常規自來水廠水處理程序有它的局限性。

第七章　不同的族群，不同的飲水特點

　　社會在進步，人們也不斷的追求更高品質的生活方式，尋求更多健康的理念，不同的人有自己不同的認知與理解。下面就來了解一下，不同族群的不同選擇方式。

一、孕婦飲水 —— 減輕不適

　　老人常對孕婦這樣說．吃飽吃好，一個吃的可是兩個人的飯。由此可見攝取營養對孕婦是多麼的重要。攝取充足的水，就是攝取營養的另一個途徑，不但可以補充個人的身體需要，也可以給肚子裡的寶寶提供成長的養分，所以孕婦媽媽千萬不能忽視喝水。

1. 每天喝多少才能達到孕婦所需

　　孕婦每天必須喝足夠的水。懷孕期間的女性，體內血流量是普通女性的1倍，需要攝取大量的水分來補充體力。為了更好的消化和血液循環，孕婦每天至少要喝 1,000 毫升至 1,500 毫升，如果進水量過少，血液中代謝廢物的濃度提高，不利於正常排出，還會增加尿道感染的機會，影響胎兒的新陳代謝，對孕婦的皮膚不利；相反，如果水分攝取過多，多餘的水分就會存留體內，引起水腫，加重腎臟負擔。

2. 孕婦喝水有規律

　　孕婦喝水是有規律可循的，不是一次喝完一天所需的水，而是要合理安排飲水時間，生活節奏規律的孕婦，可以在早上起床後飲用一杯溫水，

上午 10 點左右一杯，午餐後 1 小時補充一杯，下午 4 小時左右一杯，晚餐後 1 小時補充一杯，睡前再來一杯，這樣可以使孕婦每天的 24 小時都不會缺水。話說回來，什麼事情都不是絕對的，孕婦要根據每天的運動量來喝水，此外，氣候乾燥或是體重較重的孕婦要根據自身情況來增減水量。

3. 適合孕婦的水

市場上的水花樣不斷翻新，很多水都是打著健康新理念的牌子出現。那麼，孕婦究竟飲用什麼水對胎兒最有利呢？不同種類的水其實只不過是名字不同罷了，優點和缺點是卻是共同的。它們的優點是沒有細菌，沒有病毒，乾淨衛生。缺點是不易被人體細胞吸收，不宜大量飲用，會帶走人體內有用的微量元素，從而降低人體的免疫力，容易產生疾病，對胎兒也很不利。所以建議孕婦喝礦泉水為好。

4. 孕婦禁忌的水

- **咖啡**：對於懷孕的女性，咖啡要少喝。長期不適當飲用咖啡，會引起神經中樞興奮，導致不安或失眠，休息不好會影響腹中的胎兒，孕婦若長期飲用咖啡危害更大，會導致胎兒損傷或流產。

- **酒**：酗酒會導致胎兒某些外觀特徵異常，也就是我們俗稱的畸形。發生率高達 32% 以上。也會導致自然流產、胎死腹中、早產等併發症，甚至可能影響出生後嬰兒的智力。

- **果汁**：很多孕婦認為果汁可以代替水，這種想法是錯誤的。果汁中含有果糖、葡萄糖、蔗糖和維他命。飲入體內後，果糖和葡萄糖經代謝還可以轉化為脂肪，不但促使體重迅速增加，而且容易引起高脂血症。另外果汁進入體內後，需要水的參與才能代謝，如果只喝果汁不補充白開水，反而會引起體內嚴重缺水而影響孕婦與胎兒的健康。所以主張孕婦每天飲用果汁量不超過 300 毫升至 500 毫升，飯後飲用最好。

- **牛奶**：雖然牛奶營養豐富，有很高的鈣含量，但也不能代替水，其原因是和果汁相同的。每天喝 500 毫升至 800 毫升的牛奶就完全可以滿足母胎

的需求，特別是在臨睡前喝上一杯牛奶，既可補充營養，又能使孕婦情緒穩定，促進睡眠，有利於胎兒的發育成長。

生活小提示：自製孕婦飲用水

1. 自製檸檬水

在喝水時在水杯裡加入幾片新鮮的檸檬片，也可以用在超市買來的檸檬片溫水浸泡飲用，檸檬含有大量的維他命 C，不僅可以補充維他命 C，還可以緩解孕婦在懷孕初期的妊娠反應，促進食慾，但不能長期喝，要適量，因為檸檬水酸性較大，會對胃有刺激性，每天 1 到 2 杯是合適的量。

2. 自製蜂蜜水

將蜂蜜用溫水沖泡。蜂蜜中含有大量的酶類和免疫物質，可以提高孕婦的免疫力，還有大量的果糖和葡萄糖，可以補充孕婦因為胃口不好造成的能量不足的情況，此外對懷孕初期因情緒不穩定、焦慮而引起便祕，也會有良好的通便作用。但不宜過多使用，尤其是平時痰多或是肥胖的人少喝為好。

3. 自製紅糖水

方法如上，紅糖是未將雜質提煉出的糖類，孕婦在懷孕期間喝適量的紅糖，可以有補充血糖。對產婦的效果更佳，能使產後惡露排出通暢，活血化瘀，促進子宮收縮，加強乳汁分泌，讓產婦身體早日復原。

知識連結：

什麼「水」孕婦不能喝？婦產科醫師提醒孕婦，為了自己的身體健康和胎兒的正常發育，以下幾種水孕婦不能喝：

1. 久沸的開水

反覆沸騰後，水中的亞硝酸以及砷等有害物質的濃度增加，導致血液中的低鐵血紅素合成無法攜帶氧的高鐵血紅素（Methaemoglobin），可能會引起準媽媽血液含氧降低，威脅胎兒的安全。所以對準媽媽來說，普通的溫開水或蔬菜汁、果汁或許會更合適，牛奶也是準媽媽不錯的選擇。

2. 保溫杯加茶水

茶水中含有大量的鞣酸、茶鹼、芳香油和多種維他命等。如果將茶葉浸泡在保溫杯的水中，多種維他命可能會被破壞而營養降低。茶水苦澀，有害物質增多，飲用後會引起消化系統及神經系統的紊亂。建議準媽媽盡量喝綠茶，不要喝紅茶或濃茶。

3. 沒有燒開的自來水

孕婦不能喝沒有燒開的水，原因是自來水中的氯與水中殘留的有機物會產生致癌物質。孕婦也不能喝在熱水瓶中儲存超過 24 小時的開水，隨著瓶內水溫的逐漸下降，水中含氯的有機物會不斷被分解成為有害的亞硝酸鹽，對孕婦身體不好，嚴重的會影響胎兒發育。

4. 工業汙染水

孕婦絕對不能喝被工業生產中被汙染物汙染過的水，這樣的水不管如何高溫煮沸，都無法徹底消毒乾淨，水中的有毒化學物質仍然存在。

專家特別提醒：孕婦更不能喝蒸飯或者蒸肉後的水。

5. 汽水

汽水中含磷酸鹽。磷酸鹽進入腸道後會與食物中的鐵發生反應，產生對人體無用的物質。如可樂類飲料中所含的咖啡因能迅速進入胎盤，使胎兒受到不良影響，孕婦喝大量的汽水會消耗鐵質，可能導致

貧血。

6. 濃茶

孕婦常喝濃茶對胎兒骨骼發育有影響，因為濃茶中含有較多的咖啡因和鞣酸，鞣酸還會阻礙鐵的吸收，導致孕期孕婦出現貧血症狀。

7. 冰鎮時間過長的飲料

太冷飲料孕婦使用後會出現腸胃血管痙攣、缺血，出現胃痛、腹脹、消化不良。胎兒對冷刺激敏感，會影響胎氣。

二、寶寶飲水 —— 強壯下一代

俗話說得好：兒童是國家的棟樑。嬰幼兒時期是人一生中生長最快，新陳代謝最旺盛的階段，寶寶生長發育的好壞直接影響其一生的健康。對於兒童飲用水一定要慎之又慎，因為兒童的腸胃相對於成年人來說是脆弱的，如果不慎喝了不乾淨的水，體內殘留細菌，寶寶就很容易拉肚子，或者會引起其他的更嚴重的症狀。

1. 寶寶不能喝什麼水

沒有太多育兒經驗的父母，常會給寶寶餵糖水，認為可以加快腸胃蠕動，幫助寶寶消化，其實不然，最好不要給寶寶餵有帶甜味的水。因為寶寶喝帶甜味的水，時間一長寶寶就不願吃母乳了，這對寶寶生長發育很不利，尤其各種人工配製的飲料，如汽水、果汁這些飲料都含有人工添加劑，不僅沒有任何營養，反而會抑制消化，使寶寶的腹部腫脹，對腸胃道會有 定的刺激，重則引起痙攣。

2. 寶寶喝水的時間

　　為人父母平時需特別注意即時給嬰幼兒補充水分，不要等到寶寶說口渴時再喝水。當寶寶說口渴時，說明身體已經進入缺水狀態，家長應給孩子定時定點的喝水，一般嬰兒在兩次吃奶之間喝水，兒童在兩餐之間喝水，還有在屋外玩耍時間過長、洗澡後、午睡醒後、晚上睡覺前等都需要給寶寶喝水，此外，在孩子玩耍出大量的汗後，千萬不要給孩子餵太多的水，這樣可能引起水中毒。原因是身體在出汗的同時會帶走一些鹽分，而大量飲水後，水經腸胃吸收，又以汗的形式排出，這樣會帶走更多鹽，以致血液吸水能力降低，一些水分很快被吸收到組織細胞內，造成細胞水腫，出現眼花、頭暈、昏迷等中毒症狀。

3. 寶寶的飲水量

　　對於剛出生不久的嬰幼兒，口渴了是不會說話的，這時就全靠母親及其他家人的注意觀察，若發現寶寶嘴唇發皺，或是不斷用舌頭舔嘴唇、尿量少而且顏色發黃都是在暗示你的寶寶口渴了，情緒上會表現為哭鬧、煩躁，這時就需要給寶寶喝水。這時新的問題出現了，初為人父人母的你，不知道給寶寶餵多少水才是合適的。一般來講在新生兒期，由於餵母奶的次數多，奶水充足的話，一天餵 1 到 2 次也就足可以了。

　　隨著寶寶的體重和年齡的增長，餵水次數和每次餵水量也要增加。水占嬰幼兒體重的 70％到 80％，成人則為 60％，所以嬰幼兒對水的需求比成人顯得更重要。正常情況下，4 個月以內母乳餵養的寶寶，如果沒有明顯出汗，不必另行飲水，因為餵水會減少吃奶的量，不利於嬰兒營養素的攝取，3 歲內的寶寶每次飲水量不應超過 100 毫升，3 歲以上可增至 150 毫升，但也要根據實際情況讓孩子少量或多次的飲水。對那些稍大且表達能力很清楚的寶寶，也可隨自己的意思來飲水，若餵他不願意喝的話，這說明寶寶體內的水分已足夠了。如果說真的很難掌握這個量，那就遵守多次少量的飲水方法。

4. 寶寶喜歡的水溫

　　寶寶不宜喝過冷或過熱的水，由於寶寶的消化道黏膜比較脆弱，經受不起過冷或過熱水的刺激。夏天到了，天氣很熱，很多父母會誤認為，寶寶和大人一樣喝些冷水會很涼快解渴，就會把從冰箱裡拿出來的水直接餵寶寶，這樣會使寶寶肚子疼，腸胃不適。而過熱的水則更不合適了，如果父母掌握不好熱度，很容易發生燙傷。綜上所述得出結論，最適合寶寶的水是溫水，溫度和室內溫度相仿就可以，冬天飲用水最好的溫度在 40℃ 左右。

生活小提示：

　　專家還建議，在泡牛奶或用母乳餵養，都要注重水源的健康。現在的都市自來水源都受到不同程度的汙染，加上自來水在傳輸的過程中，受到埋藏地下若干年管道的二次汙染，因此在家庭中有必要安裝過濾裝置。市面上的淨水設備繁多，品牌也很多，最好在買前到網路上了解更多的相關知識，也可以打聽下熟悉的親戚朋友或是用過的人建議。

知識連結：

　　有些父母會認為母乳或是牛奶中含有大量的水分，不需要給寶寶補充過多的水分，這種觀點是錯誤的。

1. 寶寶也需要補水

　　嬰幼兒體表面積相對較大，皮膚蒸發的水分也相對較多，排尿量也很頻繁，因為嬰幼兒需要大量的來補充所丟失的養分。有些家庭出現過這樣情況，寶寶在沒有任何徵兆的時候不明的發熱，醫學上認為和體內缺水有關，稱為「脫水熱」。補充充足的水後會自然退熱，因此寶

寶對水的需求比成年人還要多。

2. 不要過量的飲水

雖說寶寶需要補水，但不是越多越好。因為寶寶太小，代謝系統功能還沒有完善，代謝功能和成人無法相比，飲水過量對身體造成危害，出現水代謝障礙，還有以下症狀：水中毒、腸胃功能紊亂、頻尿、增加心臟和腎臟的負荷。因此要適量給寶寶喝水，寶寶也會更健康。

三、老人飲水 —— 健康長壽不是夢

水在老年人健康方面也非常重要，也可以說是決定性的作用。其實老年人身體裡多半缺水，隨著人年齡的增長，人進入中年後，體內水分就會相對減少水，進入老年後，身體的各項機能呈下降趨勢，常會出現記憶力明顯減退，肢體運動不靈活，或伴有老年常見疾病，有些疾病可以說是由年輕時一些習慣累積而來。還有資料表示，有一些疾病是由水引發而來，如冠心病與水分的缺少有很密切的關係。

1. 缺水引發的老年疾病

缺水不僅會使老年人加速衰老，還會引發其他的疾病。白內障就是其一，人眼內的液體含量較高，在人體缺水時就會發生變化，引起晶體渾濁而導致視力下降。還有心絞痛和心肌梗塞，心絞痛與心肌梗塞大多死於睡眠中或早晨發生，其原因除了夜晚迷走神經緊張性增加，使冠狀動脈易痙攣外，還有經過一夜的呼吸、出汗、排尿，身體喪失了大量的水分，使血液濃縮，黏稠性增加，血流量減少，冠狀動脈管腔相對變窄，血液過於黏稠形成血栓，使血管堵塞，造成心肌出現急性供血不足或局部心肌壞死。

2. 飲水最好時間

起床後：清晨喝水必須是空腹喝，也就是在吃早餐之前喝水，否則就達不到促進血液循環、沖刷腸胃等效果。水分可使腸胃道保持清潔，還有助於肝臟的解毒。起床後飲杯水，可使血液正常循環，有預防高血壓、腦血栓、心肌梗塞等疾患發生的作用，飲水後再跑跑步更有益處。早上起床後飲水的主要原因是，老年人在夜間睡眠時，因排尿、出汗、呼吸，體內相對缺水，導致血流緩慢、身體代謝物累積。

最好小口喝水，因為飲水速度過快對身體非常不利，可能引起血壓降低和腦水腫，導致頭痛、噁心、嘔吐。

- **半夜**：對於患有心腦血管病的老人來說，因血管內膜發生變化，血液黏滯性偏高，易形成缺血性腦中風，夜間缺水更加大了這種危險。因此半夜飲水很重要。

- **睡前**：不少老年人不習慣睡前飲水，怕夜間起床排尿。其實老年人膀胱萎縮，容量減少，不飲水照樣要起床排尿。對於老年人或患心腦血管缺血性疾病的人，晚間睡前飲杯水，可以預防致死性梗塞。據專家研究，老年人晚間睡前不飲水，會導致血液黏稠度升高和血小板凝聚能力亢進，從而形成體內血栓。

3. 適合老年人的水

白開水是天然狀態的水經過多層淨化處理後煮沸而來，水中對人體有害的微生物已經在高溫中被殺死，而開水中的鈣、鎂對身體有益的元素還存在。有研究表示，含鈣、鎂等元素的硬水有預防心血管疾病的作用，所以得出結論，新鮮的白開水是老年人最佳的選擇。

研究發現，煮沸後冷卻至 20℃～25℃的白開水，具有特異的生物活性，它比較容易通過細胞膜，並能促進新陳代謝，增強人體的免疫功能。凡是習慣喝溫、冷開水的人，體內去氧酶的活性較高，新陳代謝狀態好，肌肉組織中的乳酸累積減少，不易感到疲勞。在晚上開水一定要加蓋，因

為開水在空氣中暴露太久會失去活性。

4. 老年人飲水迷思

有不少老人認為喝淡鹽水有利於身體健康，於是晨起就喝淡鹽水，這種認知卻是錯誤的。

有的老人喜歡早上起床以後喝冰箱裡的冰水，覺得這樣最提神。其實，早上喝這樣的水是不合適的，因為此時腸胃都已排空，過冷或過燙的水都會刺激到腸胃，引起腸胃不適。晨起喝水，喝與室溫相同的水最佳，天冷時可喝溫開水，減少對腸胃的刺激。

早上起來的第一杯水最好不要喝果汁、可樂、汽水、咖啡、牛奶等飲料。汽水和可樂等碳酸飲料中大都含有檸檬酸，在代謝中會加速鈣的排泄，降低血液中鈣的含量，長期飲用會導致缺鈣。而有飲料有利尿作用，清晨飲用非但不能有效補充肌體缺少的水分，還會增加肌體對水的需求，造成體內缺水。

生活小提示：

大家都知道人每天至少要喝 7～8 杯水約 2.5 公升，運動量大或天氣炎熱時，飲水量就要相應增多，清晨的第一杯水在 300 毫升為最佳。然而對於老年人而言，不是什麼樣的身體狀況都可以飲用正常量的水，有些老年疾病患者對每天攝取水的量有規劃性。如青光眼老人每次飲水量最好不要超過 500 毫升。有浮腫的老年人，水喝得太多反而會加重腫脹感，所以也不宜喝太多的水。夏季出汗較多，老人可以選擇多吃一些利尿的食物，如薏仁、西瓜、絲瓜等，促進體內水分的排出。心臟病、腎功能衰竭的老年人也是一樣，不僅一次不能喝太多的水，還要有所控制，否則會加重心臟和腎臟的負擔，讓病情加重，但要問對這類病情每天喝多少水才合適，建議諮詢醫生。

知識連結：

人一出生的時候，體內就包含了 80％的水分，到了成年時，水分則在 70％左右，到了老年，體內的水分則降到 50％。在這三個階段中，中老年人是最容易發生體內缺水的族群。生理學表示，中老年人血漿腎素和腎上腺素呈現下降，心鈉素分泌增加，從而導致體內鈉離子不斷丟失，使人體對口渴反應降低。心鈉素又稱心房肽，還有一種稱呼叫心房利鈉因數，由多種胺基酸組成。心鈉素對人體有很多的作用，可以降低腎臟入球的小動脈的阻力，增加出球小動脈的阻力，抑制腎素和醛固酮的分泌，增加膜的通透性，還可以有明顯的利尿作用，並降低血壓。

四、男人飲水 —— 補腎壯力

面對工作上的壓力，家庭中的瑣事，許多男性的身體健康每況愈下，甚至於還有更糟糕的情況出現，但卻全然不知原因所在，其實決定男性健康的原因很多，喝水是不得不提到的話題。男人的工作性質、生理結構注定了男人要多喝水，而且喝水量通常要多於兒童、老年人和同齡的女性。對於男人來說，喝水是一件非常重要的事情，主動的喝水更是刻不容緩的事情，如果僅因為喝水而影響身體健康，進而影響生活和事業，是一件很不值得的事。那麼應該如何管理好自己的身體呢？應該從喝水下手。

1. 為什麼男人要多喝水

運動就會出汗，造成體內水分的大量流失，如果等到感到口渴了再去喝水，體內水分已經到失衡狀態了。因此愛運動的男性朋友應該在運動前喝水，運動中也要補充一定的水分，運動的同時也流失很多的汗液，還流失了電解質，運動後則要少量多次的飲水。

現代人每天都有很大的工作量，腦部也承受著壓力。一般到下午就會出現腦袋反應遲鈍、精神萎靡等症狀，這些都和用腦過度息息相關，用腦過度會消耗過多水分，血液的供應量就會達不到正常的需求，所以必須加大飲水量，水能稀釋血液，避免血液循環時血管不通。用腦還會流失維他命，及時補水能讓體內的能量被水電解成身體所需要的營養，大腦消耗的維他命也就補回來了。

2. 多喝水對男人的好處

多喝水對腎臟有好處。水就是清理體內垃圾的最好工具，缺水的清理速度會慢很多，多喝水，工作效率就會多好幾倍，可能幾個小時或十幾分鐘就會完成體內清理工作。原因是多喝水排尿的次數自然也增多了，大量的水能透過腎臟排出時，也會帶走身體裡的垃圾。垃圾在體內的時間越短，就會減少腎的壓力，對腎臟的健康越有利。

多喝水對前列腺有好處。前列腺是男人最大的副性腺，和腎有密切的關係。打個比方，前列腺與腎就像一條河流的上游和下游，腎在上游，前列腺在下游，如果上游有充足的水源來補充下游，就會達到沖刷清理尿道、膀胱、輸尿管的作用，避免疾病的發生。

多喝水對性功能有好處：男性只有體內水分充沛性器官才能維持正常形態。充足的水分會使營養素和代謝物得到及時的運輸，達到更高的生活品質。

3. 男性每天應該喝多少水

除了在日常食物攝取的水分外，男人每天至少要喝 2,000 毫升的水，比同齡女性多喝 10%～ 15%之間，比老人多喝近 20%左右。其實在這個問題上沒有絕對的標準，要根據職業、體重、季節、運動量綜合分析。像一些整天在外面風吹日晒的工作，例如建築工人、修路工人等，皮膚水分被大量蒸發掉，體內就會缺水，所以說工作性質也是補水量的重要原因之一。

4. 男性應該注意的小細節

男性朋友應該注意維他命 E 的攝取，在日常的飲食當中，脂肪的攝取量增加導致膽固醇偏高，如果想要預防冠心病的話，就要注意吃含有維他命 E 的植物油或者食物。現在還有人存在這樣的迷思，認為男性想要身體好就要補鐵，其實在男性朋友當中，真正缺鐵的人不足 1%，所以不必在怎樣補鐵方面花費心思。其次，千萬不要忽略微量元素鋅，雖然鋅在身體的含量不多，卻是酶的活性成分，對於調整免疫系統是十分重要。補鋅很簡單，只要在日常飲食上稍做調整就能做到，只要平時多攝取海鮮、豆科植物、瘦肉，就可以補充足夠的鋅了。

生活小提示：

每天再忙也要喝水。目前男性泌尿結石與泌尿感染的病人愈來愈多，由於中年人平時工作忙，許多人在工作時間顧不上喝水，久而久之有的人甚至已經習慣了上班時間不喝水，加之許多中年人平時又缺乏運動，致使在中年結石的發生率相對較高。醫生提醒，當第一次出現排尿困難、頻尿、尿急、小腹腫脹時，很有可能就是發生了泌尿系統疾病，此時應即時就醫，否則一旦轉變為慢性病時，治療就比較困難了。

對於人體的泌尿系統來說，水被吸收以後，會從腎臟排泄出來，尿的作用不僅在於排泄體內的廢物，而且還能沖走微結石，使它們無法成型，還可沖走萌生的細菌，防止感染。由此可見，男性平時一定要重視喝水。

知識連結：

為什麼說男人比女人更需要補水，男性比女性易消耗水分，目前美國醫生表示，飲水量與尿道癌的發生率有很大關係，平均每天喝 2.5 公

升以上水的人，尿道癌發生率比每天只喝 1 升水的人低 50%。

- **其一**：男性比女性更容易出汗，這是因為男性的汗腺數量是女性汗腺的 1.5 倍，男性體內的含水量也高於女性，因此男性比女性需要多喝水。
- **其二**：男性的肌肉比女性多 20％左右，女性的脂肪比男性的多 15％左右，因此在相同的體重下，女性比男性的體內水分含量小。
- **其三**：女性的皮下組織的神經末梢比男性多 15％，所以男性的口渴感覺通常比女性遲鈍，因此要養成主動喝水的好習慣。
- **其四**：女性的腦部重量比男性輕 12％左右，但腦內供水速度卻比男性快 0.3 倍。

五、女人飲水 —— 美麗佳人「水」噹噹

俗話說女人是水做的，女人的身體裡需要水，皮膚更需要水。有人曾這樣形容女人與水的關係，沒有了水，女人就像是枯萎玫瑰，這種說法表示水對女人的重要性。現在女性保健意識提高，認識到飲水與健康的關係，對飲水水質也有更高的要求。

1. 水可以美容嗎？

水是人體不可缺少的一種物質。人失去水分，皮膚就會變得乾燥，失去光澤和彈性，最明顯的表現為：眼窩深陷，臉上出現皺紋，看上去人會顯得蒼老和憔悴。現在科學研究證實，水不僅是體內多種營養物質的溶劑和載體，還是體內各種生理反應的媒介，參與調節人的體溫、熱量、電解質的平衡，還能維持正常血液淋巴循環、消化吸收、皮膚代謝等功能，用水沖洗皮膚可以達到美容的作用，充足的水分會使細胞變得飽滿，肌膚變得富有彈性和光澤，適量的飲水會使人更加美麗。

2. 合理的喝水方法

很多人喜歡喝冰水，感覺解渴爽口，尤其是年輕的女孩，認為自己年輕身體好，冰水和溫水不會對身體有多大的影響，殊不知，這麼做會對身體造成損害。女性本身體質比較偏寒，不宜喝冷水，攝取過冷的水會使腸胃黏膜突然遇冷，而使毛細血管收縮，使平滑肌痙攣（Muscle Spasm），可能引起腸胃不適或絞痛甚至是腹瀉，特別是在生理期，一定要喝溫水，一般來說飲水的溫度與體溫接近為宜。還有人喜歡喝滾燙的水，過燙的水進入食道，會破壞食道黏膜和刺激黏膜增生，誘發食道癌，這已經是醫學界的定論，所以學習怎樣正確喝水很重要。

當然在補水的同時，也不要忽略排水。只注重飲，不注重排，很容易讓身體浮腫。平時要多食用一些排水利尿的食物，如西瓜、咖啡、茶等均含有利尿成分，能促進腎臟尿液形成。補也好，利也好，都是為了身體達到水分均衡。

生活小提示：

女性不能光靠水美容，平時也要多吃新鮮的水果和蔬菜，新鮮的水果和蔬菜的水分子與人體細胞的水分子相似，可以直接補充到細胞裡。有時間還可以喝滋補的湯，不但能調養氣血，讓臉色好看，全身的皮膚也可以得到改善，還能在乾燥的季節讓皮膚看起來還是水嫩嫩的。

還可以自製補水面膜，將新鮮瓜果切成片敷於臉部，或將擠出的汁液塗在臉部皮膚上。植物細胞內的水分和人體細胞內的水分生物活性相接近，所以能夠迅速滲透進入人體細胞，達到滋養臉部皮膚的作用。除活性水外，還有維他命和重要的微量元素，如鋅、硒等，也不失為一種美容補水的好方法，但要堅持下去，效果更佳。

知識連結：

1. 活性水可美容

　　當你還在為了美容而不惜重金購買高價護膚品，或是頂著大太陽跑美容院的時候，市場上已經出現了一種省時、省錢、又省事的美容新方法。活性水被譽為 21 世紀的美容水、健康水，現代醫學研究表示，由於活性水是小分子團水，不含致病和有害化學物質，含有人體所需的天然礦物質和微量元素，水呈負電位和弱鹼性，滲透力強，長期飲用活性水可以有效啟動人體細胞，並能攜帶更多對人體有益的養分、礦物質和氧氣，進入到細胞的每一個角落，使人體細胞的內外都富有活力。當細胞水分充足時，肌膚自然變得滋潤豐滿，讓你容光煥發。活性水強調把健康優質的水與美好的生活聯繫起來，是現代女性美容瘦身的不錯選擇。

2. 更年期女性更要補水

　　更年期女性經常會出現心情煩躁、性情異常、熱潮紅等現象，這些現象會迫使身體開啟冷卻系統，消耗掉身體的水分，使人變得疲倦，這時補充一杯冷水很有必要，因為水能幫助吸收體內的熱，使血液流通的速度變快，改善脫水現象。此外，女性到了更年期後，膀胱和尿道會出現失調狀況，促使細菌滋生，很容易患有膀胱炎。要預防這類疾病，除了不能憋尿外，每天飲用大量的水也是緩解病痛的方法之一，最好是每隔 2、3 小時就喝一杯約 250 毫升的白水。那要怎麼樣判斷喝的水夠不夠呢？有一個很簡單的辦法，觀察尿液的顏色，如果尿液顏色是暗黃而不是淡黃，就表示該給身體補水了。

六、上班族飲水 —— 輕鬆工作，不嫌累

　　現代人生活節奏快，尤其是朝九晚五的上班族，常常會加班工作，有的忙了一上午都喝不上一口水，或者有些人不感覺渴覺得沒有必要喝水，這樣的想法是錯的，等到覺得口乾舌燥時，身體已有輕微的脫水，即便很輕微，也會損傷肝腎，導致疲勞、頭暈、眼花、思考能力不斷下降。為此，專家強調，體內水分會隨著流汗、呼氣、大小便而流失。要身體正常運作，就要及時補充水分。每小時至少應該喝一次水。如果你總是忘記，教你一個小方法，不妨把喝水和檢查郵件或是打電話等日常工作結合起來。比如，計劃一下多長時間喝一次水，可以在查收完郵件後喝一杯茶，也可以在打完電話後喝一大口水，習慣成自然，慢慢時間長了，喝水的好習慣也就自然形成了。

　　有調查發現，日常工作繁忙的都市上班族，不少人抱著只要按照習慣飲水一定沒錯，有些人甚至從來就沒有注意過怎樣健康飲水。其實在你忙碌時，健康就已逐漸離你遠去，上班族容易患的疾病，如感冒、精神狀態差、腸胃不好，都有可能是喝水過少造成的，直接影響到工作效率。

　　很多人會問，上班族生活工作緊張，身體抵抗力低於常人，喝什麼水才能補充丟失的營養？喝純淨水會不會有問題呢？許多專家認為因為喝水的目的不是補充營養，而是為了解決養分輸送、體內新陳代謝、體溫調節等問題。在選擇水上，大家可以放心飲用純淨水。純淨水經過深層的淨化不含雜質，符合人體需求，上班族飲用純淨水可降低各種疾病的發病機率。專家提醒，買水時認准經過國家相關部門檢驗過的飲用水，這樣更有保障。

生活小提示：上班族的飲水時間表

- 7:00 經過一整夜的睡眠，身體開始缺水，起床後不要馬上吃早餐，而是要先喝 200 毫升的水，可幫助身體排毒。

- 9:00 忙碌的一天開始了，情緒並不輕鬆，一到辦公室不妨先喝杯水調節一下。綠茶也是個不錯的選擇。
- 11:00 連續工作了兩個小時，起來好好活動一下，順便給自己補上一天中的第三杯水。
- 14:00 午間小憩後，來一杯咖啡提提神，
- 16:00 辦公室空調的冷暖氣對皮膚是個大敵，這時選擇一杯礦泉水可能對皮膚更好。
- 18:00 離開辦公室前，再喝一杯水，給一天緊張的心情來個徹底的放鬆。
- 19:00 晚餐前喝上一杯水，水占了胃的空間，會有飽脹感，吃不下太多食物，就有利於減肥。
- 22:00 睡前一小時再喝上最後一杯水，這一杯水對皮膚的美容效果極大。當入眠後，細胞可以充分得到水分，使皮膚變得光滑。溫馨提示，別一口氣喝太多，以免影響你的睡眠品質

知識連結：「水」能治療上班族常見的小毛病

1. 失眠

　　由於工作壓力，事情繁多，上班族普遍都會有失眠的狀況，這時洗熱水澡是強效的安定劑。值得推薦的是，水對於身體有著獨特的按摩功效，輕緩、柔和滋潤的效果是最好的鎮靜劑。睡前洗熱水澡或用熱水泡腳，都可以給人溫暖的環境，彌補體溫下降帶來的不適，催人入眠，再喝杯熱牛奶會事半功倍。

2. 胃疼

　　經常加班工作，不規律的飲食，胃病成了上班族最常見的疾病之一。有胃病的人，或是偶爾感到腸胃不舒服的人，可以採取喝粥的方式來補救，粥裡中含有的大量水分，還能有效潤滑腸道，將腸胃中的有害物質帶出體外。熬粥時的溫度要超過 60℃，這個溫度可以讓粥糊

化，軟嫩稀滑入口即化，下肚後非常容易消化，很適合腸胃不適的人食用。

3. 便祕

綜合上述的原因。便祕成了上班族常見又難啟齒的毛病，我們可以把便祕細分為兩種：一種是體內有宿便，缺乏水分；另一種是腸道等器官沒有了排泄力形成便祕。前者需要平常多飲水，後者則需要大口大口喝水，而且吞咽動作快一點，這樣水能夠盡快到達結腸，刺激腸蠕動，使排便順利。

4. 肥胖

緊張而繁忙的工作，促使上班族沒有多餘的時候進行鍛鍊，休息日的時候也大多選擇在家休息，以便恢復元氣後進入工作的備戰狀態，因此肥胖成了上班族的另一種苦惱。有些人認為減肥時期，水也要少喝，現在醫生明確表示：這種觀點是錯的，想減輕體重的人，不喝足夠的水，身體的脂肪就無法代謝，體重反而增加。原因是體內的消化、分泌都是器官和水一起完成的，代謝中的毒性物質要靠水來消除，適當飲水還可避免腸胃功能紊亂。醫生建議處在減肥階段的你，可以在用餐半小時後喝一些水，這樣更有助於消化及吸收。

七、學生飲水 —— 聰明解答每一題

關心學生的身體健康，是學校、家長以及政府應盡的責任，還發起關心學生健康的「營養餐」活動，為的就是提高學生的成長發育品質，但我們也不能光補充蛋白質、碳水化合物、礦物質等，而忽略了水對生長發育期學生的重要性。青少年的運動量比較大，所以每天的體內流失的水分也要比中老年人多，所以及時補水，對於青少年來說很重要，補充優質的水更

是重中之重。

　　身為正處在生長期的學生，專家提倡多喝健康水。多飲用含礦物質量高的水，少喝飲料和純淨水。長時間以來，飲水難的問題一直困擾著在校學生，不少老師和家長在飲水上也存在迷思，我們不僅要引導學生每天喝乾淨的水、健康的水，還要像家長及學生普及健康的飲水觀念。許多孩子經常一放學進門就迫不及待的大口大口喝水，這種表現說明孩子正處於極度缺水的狀態，這樣飲水的方式是很不好的習慣，家長要提醒孩子要主動喝水。

　　為了讓學生喝上安全、健康的水，城市可以建立「中小學生飲用水工程」把自來水進一步的處理，去除水中的異味、有害和有毒物質。詳細做法如下：

- 對自來水深化處理，實施管道分質供水，使飲用水達到乾淨健康的要求。
- 學校購買淨水器，學校使用淨水器時，一定要定期清洗，更換濾芯。
- 讓桶裝水進入學校，這種方法不僅方便，而且衛生安全，

生活小提示：

　　水質決定體質，學生對於水中有毒物質比成年人吸收的快，受水汙染也比成年人嚴重，因此，學生要飲用水品質高的水，礦物質含量高的水。事實上，學生的飲水量比成年人還要多，學生在上學前和運動前後都要喝水，一天飲水量在 4 公升以上，相當於一個成年人的飲水量。只有身體不缺水，學習狀態才會有所提升。

知識連結：

　　目前學生用水的主要來源

1. **自帶水**：現在學生自帶水的現象很普遍，而且種類也很多，有蒸餾

水、礦泉水、可樂、等各種飲料。

2. **直接飲用自來水**：絕大多數地區的水源受到汙染無法直接飲用，水管網的二次汙染問題更是嚴重，這種水不適合免疫力不強的學生飲用。

3. **飲用開水**：由於自來水存在二次汙染的問題，有學校採用飲水機將水燒開後，供學生飲用。這種做法實際上只是把原有的自來水燒成了熱水，只是把水中的有害微生物殺死了，而水中的重金屬、有機物等汙染物還殘留水中。

八、運動員飲水 —— 不用擔心興奮劑檢測

眾所周知，食物是人體的熱量來源。而眾多食物中，水是我們最容易忽視一種。食物品質直接會影響他們的場上表現和訓練效果。如果食物的營養價值不高，運動員在比賽場上表現和體能狀況也會受到影響。合理的飲水，有利於運動員競技能力的提高。

1. 水是飲食中最重要的成分

運動時水有兩個重要的作用。其一，調節人體溫度，運動之後降低體溫。其二，水將營養物質及廢棄物輸入、輸出細胞。人體需要水來消化和吸收食物，同時運輸排泄物。水能夠維持血液中的血漿濃度，還能潤滑器官和關節。人可以長時間不進食，但不能缺水。猜想若要讓運動員在賽場上發揮出最大的潛力，必須給予運動員所需的能量。同樣，不管是什麼項目的運動員都必須有營養做後盾，才能在賽場上表現出色，或是在高強度訓練後迅速恢復體能。對於運動員來說，在一定的練習之後和特定的天氣條件下，一個人每天需要的水分至少要達到 2 公升。

2. 不同的運動項目，補充不同的營養

不是所有的運動員對營養的需求量都是一樣，根據運動員所從事的運

動項目不同，補充的液體也不同的。例如：

足球運動員賽後或比賽中，他們需要補充足夠礦物質，所以他們喝的飲料多含一些像氯化鎂、氯化鉀、氯化鈉、乳酸鈣等礦物質的飲料。

在馬拉松運動中，長時間的運動，身體會大量出汗，而汗液的主要成分是水，鉀、鈉、鎂、鈣、氯、磷等礦物質。大量出汗的同時水分也在流失，也失去很多鹽分，體內的電解質因此失去平衡，身體的調節能力也隨之降低，此時如果單純補充水分，既達不到補水的目的，還會越喝越渴，甚至會導致體溫升高，小腿肌肉痙攣，昏迷等，嚴重的可能出現水中毒症狀。因此馬拉松運動員最需要補充的是電解質飲料，又稱礦物質飲料，飲料中除了水外還包括鈉、鎂、氯、鈣、鉀、磷等礦物質及適量含糖物質，補充身體的能量消耗。

3. 運動員喝水有講究

運動員不宜過量飲水。1960 年以來，運動員在訓練時因過量飲水已發生 250 多起嚴重事故，其中造成 7 人死亡。南非開普敦大學的運動科學家說，長跑運動員正確的飲水量應該補充出汗所喪失的水分。2002 年在美國波士頓舉行的馬拉松比賽中，一名運動員因過量飲水而死亡，這又一次引起關於長跑運動員應該喝多少水的爭論。幾十年來，馬拉松等長跑運動員都採取盡量多飲水的方式，來緩解乾渴和疲勞，但最近有專家指出，這種作法可能會給運動員帶來危險的後果，原因是過量飲水導致血液中的鈉含量驟然下降。經過多年研究與多位運動科學家的綜合意見，長跑運動的飲水量應以運動員能止渴為標準，這一意見最近被美國長跑運動協會採納。

生活小提示：

醫學上發現人體的口渴機制並不發達，人們常常在水分消耗殆盡後很長時間才會感到口渴。對於運動員更要養成經常喝水的好習慣，尤其是在比賽和訓練時。運動員在比賽中為了避免脫水，體力透支，球

員應該每 15 分鐘到 30 分鐘補充一次水分。具體如下：

- 平日生活中和正常人的飲水量一樣，每日喝水 6 到 8 杯
- 賽前或訓練前 15 分鐘喝 2 杯水
- 賽後或訓練後 15 分鐘喝 2 杯水
- 比賽中或訓練中每 15 分鐘到 30 分鐘喝一杯水
- 訓練後的 12 小時內，喝完含有咖啡因的飲料後要再喝一杯水

知識連結：

　　大家在看比賽的時候，通常會看到運動員手裡拿運動飲料，主要是以果糖、蔗糖、葡萄糖等原料為基礎製成的。另外還添加了促進醣類代謝，和緩解疲勞的維他命 B、維他命 E 及鈉、鈣、鎂等，補缺運動員缺失的能量。

　　根據國家和地域的不同，人的體質的不同，各個國家都會按照自己運動員的體質研製相應的運動飲料，像在日本，運動功能飲料中還添加了可以提高運動效率的胺基酸，可有效增加運動員的耐力。在美國，運動員的飲料主要是以蔗糖為主原料，可以保持體力。

　　儘管有不同之處，也有相同之處，運動員不能喝純淨水，包括蒸餾水。尤其是在比賽的時候。原因是運動員在運動的狀態下，特別是高溫環境下，大量出汗容易產生脫水現象，這時大量的飲用沒有礦物質的水，只會讓人體脫水加速，而無法補充水分和恢復體力。

九、太空人飲水 —— 征服太空不用愁

　　太空人肩負國家和人民的期望。國家對培養優秀的太空人做出很大的努力，太空食品的首要功能是供給熱量。在短期太空飛行中，太空人熱量供給一般為每天 2,800 大卡左右，營養學專家都盡力把太空食品做得美味可

口，盡可能根據太空人的個人口味定製。除了三餐之外，水也是太空人不可或缺的營養品。

1. 適合太空人的飲水用

專家建議太空人飲用純淨水加純天然海洋濃縮液，太空人在太空中處於失重狀態，不但容易脫水，還伴隨大量的礦物質流失，因此太空人飲用水中含有很高的礦物質，如：鎂、鈣、鉀等，這些礦物質比正常含量要高一些。太空人飲用的水屬於小分子團水，小分子團水利用率高，飲水量小，排尿也少，適合航行在太空中的太空人飲用。如果在太空船中短時間的停留，則可以飲用純天然、富含礦物質的小分子團水。還有最重要的一點是：太空人在陸地訓練時應嚴禁飲用純淨水。

2. 太空人飲用水標準

據相關報導，太空人飲用水的純度可以達到 99％，可以說是目前最純淨的飲用水。據記者了解，太空人的飲用水很特殊，為了確保水源沒有任何汙染，同時使水中的雜質含量降至最低，水是從地下 1,700 公尺取出，再經過淨化處理後，不添加任何微量元素，為了使得來不宜的水保質期延長，科學家還採用電解銀溶液作為太空人飲用水的消毒劑，這樣水的保質期可達到 3 個月，而且還可以殺滅腸道中的有害菌。

3. 太空人一天需飲水多少

太空人在飛行時攝取適量的水是非常重要的。目前，所有載人太空飛行器的水都需要發射時從地球攜帶。在正常的軌道飛行中，每位太空人每天需要飲用大約 2.5 公斤的水。另外，對於長期的太空飛行而言，除了攜帶必要的水以外，發展和利用水的回收和再生技術對於完成預定飛行任務也是至關重要。

生活小提示：

　　為了保證太空人的飲水安全，相關部門必須每天對太空飲用水消毒。太空人飲用水首先要保證水中含有各類齊全、比例合適的礦物質，各項指標都合格。調查研究發現，目前國內外太空人在訓練期、飛行期或是恢復期，均是飲用不含有任何礦物質的純淨水，對太空人的營養研究忽視了對水的營養研究。

知識連結：

　　短期飛行的載人太空飛行器採用儲水容器，從地面攜帶清潔水；採用燃料電池作為一次能源的太空飛行器主要依靠燃料電池產生的水，並收集和儲存來自溼度控制系統的冷凝水，用離子交換膜、活性炭或化學吸附劑加以淨化和消毒後，作為飲用、洗漱和水蒸發器的水源；長期飛行和多乘員的太空飛行器必須裝備複雜的廢水處理系統，將尿和洗漱水等廢水回收處理，使廢水再利用。

　　攝取適量的水對太空人的飛行很重要，只有攝取正常的水，才能保證太空人的各項身體指標合格，所以在太空人飛行期、訓練、或是地面恢復時，都要養成主動喝水的好習慣，除了確保正常飲水量外，也要根據情況，在緊迫的條件下，可以提高飲水量。

第八章　跟水有關的大眾飲品怎麼喝

　　水是生命之源。人活著一天都離不開喝水，時不時還要喝茶、喝酒、喝飲料。這些大眾飲品在我們的食物中扮演極其重要的角色，只有注重細節，才能喝出健康好身體。

一、只喝適合你自己的茶

　　茶含有豐富的維他命 C、單寧酸及鉀、鈣、鎂、磷等礦物質，且有美容、助消化和安寧心神的作用。據研究報告顯示，長期飲用綠茶更有抗衰老、防癌等保健功能，茶成為飲料的新潮流。茶葉的品種繁多，有青茶、紅茶、白茶、黑茶、綠茶、花茶之分。由於茶葉產地、加工方法的不同，口感、功效各有特色。

1. 菊花茶抗輻射

　　由白菊花和烏龍茶配製而成的菊花茶，茶裡的白菊具有去毒的效果，對體內累積的暑氣、有害性的化學和放射性物質，有抵抗、排除的療效。

2. 特定減壓茶能緩和情緒

　　減壓茶由能緩和不安、憤怒功效的草藥製成。工作生活中的壓力，尤其是短期內的精神壓力，當有壓力感的時候，喝上一杯減壓茶，讓血管的負荷降下來，也防止你的身材臃腫。睡前飲用有助於入睡安穩，不過不用擔心，白天喝不會讓你不清醒。

3. 甜茶可當零食

用從薔薇科植物葉子中抽取甜味製成的甜茶，由於對腦部飽腹中樞的刺激，控制了食慾，達到解餓的效果。吃宴席前喝上一杯，增加用餐中咀嚼食物次數，可以暗中減少你的食量。

4. 烏龍茶醒酒

要想早些醒酒，可以喝同量的烏龍茶，它能夠防身體虛冷，減少因攝取酒精和體內的膽固醇帶來的熱量，利尿解毒的烏龍茶熱飲效果最好。

5. 蘆薈茶助戒菸

好菸如命的俊男美女們為了健康還是趕快戒菸吧。想抽上一口的時候，泡一壺蘆薈茶，那與香菸相似的獨特苦味，是嘴饞時最好的替代品。蘆薈茶不僅有助於戒菸，而且能促進排便及新陳代謝。

6. 決明茶治便祕

決明其實也是一道中藥。如果一個人連續三天沒有排便，就該買點沒苦味的決明子喝。因為決明子能夠幫助排出附著在腸壁上的宿便，晚上多喝一點，隔天上午自然會神清氣爽，不再有倦怠感。

7. 羅漢果茶能減肥

雖然甜如砂糖，熱量卻近乎等於 0 大卡。為了保持身材，要告別甜食，可是總有嘴饞的時候，要是有一種甜味純正，熱量很低的茶，你會不會想喝？羅漢果茶是最佳選擇。

8. 荷葉茶清理積水消浮腫

尤其是臉部浮腫，影響你工作的狀態。浮腫的治療主要是排除體內多

餘的水分，達到消腫的效果。在浮腫的日子裡，堅持喝荷葉茶，有利尿解毒的功效，是消腫的幫手。長期減肥體重沒有明顯下降的人們，不妨嘗試喝一喝。

9. 普洱茶劑除脂肪

茶多數都有促進脂肪代謝的效果，普洱茶更是消除脂肪的高手。茶中含有的物質，有增強分解腹部脂肪的功效，普洱茶有一點特殊的味道，但不苦。

10. 紅茶防晒

紅茶是經過發酵烘製而成的，味道醇厚。除含多種水溶性維他命外，還富含微量元素鉀，當沖泡後，70%的鉀可溶於茶水內。鉀有增強心臟血液循環的作用，並能減少鈣在體內的消耗。因紅茶中所含的錳是骨結構不可缺少的元素之一，因而常喝紅茶對骨骼強健也有益處。

除此之外，澳大利亞科學家發現，喝紅茶能夠有效減少人們罹患皮膚癌的機會。

11. 綠茶抗癌

腫瘤研究所對六種食用植物（綠茶、紅茶、香菇、猴頭菇、綠豆、靈芝）進行預防黃麴毒素致肝癌的研究，結果表示綠茶的效果最好。

從目前研究成果來看，常飲綠茶對抗癌有好處。飲用時，用 3 克茶葉，沸水沖泡兩次，餐後飲用效果最好。

不同的茶擁有不同的保健功能，不要因為周圍的人都喝高價錢的茶而跟風，只有多嘗試，才能找到符合自己口味，還有益健康的茶。在尋找好茶的過程中，你會感到其樂無窮。

生活小提示：

　　茶還有特殊的功能，茶葉中的營養成分和藥物成分，一般來說細嫩的好茶比粗老的茶高，綠茶比紅茶高。從營養的角度考慮，喝高級綠茶和細嫩好茶更又利於人體健康。茶葉中的營養和藥物成分雖有差異，但由於各人生活習慣、身體條件、職業、居住地區、對茶的愛好等方面的差別，大家都應該從實際狀況出發，選擇適合自己的茶葉。

知識連結：

　　泡茶不但幽香撲鼻，喝上一杯，香有餘甘，而且還可令人輕鬆舒暢，精神倍增。但是，一杯茶究竟沖泡幾次好呢？

　　人們飲用的袋裝紅茶、綠茶及花茶，一般都是沖泡一次後就將茶渣丟棄，因為這種茶葉在加工製造時透過切揉，破壞了茶葉細胞，形成顆粒狀或形狀細小的片狀，茶葉中的內容物沖泡時很容易被浸出來。

　　用沸水沖泡花茶、紅茶、綠茶，經 3 分鐘以後，第一次就能溶出可溶物總量的 55％左右；第二次沖泡約為 30％；第三次沖泡為 10％左右；第四次沖泡只有 1％到 3％。從茶葉含有的維他命和胺基酸被溶出的情況來看，在第一次沖泡時就有 80％被浸出；第二次沖泡時浸出率達到 95％以上，茶葉含的其他有效成分如茶多酚、咖啡因（Caffeine）等也大都如此。再從茶葉沖泡的香氣和滋味的實際情況來看，一、泡茶香氣鬱，味鮮爽；二、泡茶雖濃澀，但味鮮爽不如前；三、泡茶香氣和滋味已淡乏；若再經沖泡則無滋味，像喝白開水。還有學者指出，茶葉經過多次沖泡還能使一些難溶性有害物質，如極微量的殘留農藥等逐漸被浸出。因此，每杯茶放 3 公克花茶或紅茶或者綠茶，一般以沖泡 2 到 3 次為好，不宜多次沖泡。

二、牛奶如何喝更健康

　　牛奶是人們生活中不可缺少的食物。它物美價廉，食用簡單，但若「煮開就喝」，就會犯一些「想當然」的錯誤，使牛奶的營養價值大大降低。

1. 牛奶並非越濃越好

　　牛奶越稠越好？那可不一定，在加了水的牛奶中再放增稠劑，牛奶可以變稠，但營養卻降低了。牛奶的好壞，重要的是看它的指標含量是否符合標準，一般純牛奶的蛋白質含量在每毫升 3 克左右，脂肪含量在 3.3 克左右。營養成分是最主要的，所以買牛奶的時候還是多看成分的標示，不要單純從它是否黏稠來判斷。標準純牛奶應該是顏色略帶乳黃色，有殘留在杯壁的現象，但不會太持久，當然太稀也不好，如果顏色發亮像水一樣，也不是純牛奶。

2. 牛奶稀不是品質問題

　　滅菌的牛奶，看起來較稀，但其營養價值實際上不比看起來更黏稠的牛奶低。那些在包裝內壁上附有奶油的牛奶，是因為脂肪量多，一段時間過後，脂肪就會上浮，形成油脂。這樣的牛奶難以被人體充分吸收。

3. 加糖越多越好還是越不好

　　不加糖的牛奶不好消化，是許多家長的「共識」。加糖是為了增加碳水化合物所供給的熱量，但必須定量，一般是每 100 毫升牛奶加 5 到 8 克糖。如果加糖過多，對嬰幼兒的生長發育有弊無利。過多的糖進入嬰兒體內，會將水分滯留在身體中，使肌肉和皮下組織變得鬆軟無力，讓嬰兒看起來很胖，但身體的抵抗力很差，過多的糖儲存在體內，還會成為疾病的危險因素，如齲齒、近視、動脈硬化等。

　　牛奶裡加什麼糖好呢？最好是蔗糖。蔗糖進入消化道被消化液分解

後，變成葡萄糖被人體吸收。有的家長專門給孩子買葡萄糖，這大可不必。葡萄糖甜度低，用多了又容易超過規定範圍，而且孩子還會因不甜而拒食。

4. 牛奶加巧克力不好

牛奶和巧克力同食會導致缺鈣。

有不少人認為牛奶煮沸喝口味更好，很多人每天早上都將牛奶煮沸了給孩子喝。而專家表示，通常消毒後的牛奶都可直接飲用，即便加熱的溫度要求並不高，70℃的高溫煮 3 分鐘，60℃煮 6 分鐘即可，只要不煮沸就行。如果煮沸到 100℃，牛奶中的乳糖就會焦化，而焦糖會誘發癌症。而且煮沸後，牛奶中的鈣會出現磷酸沉澱現象（calcium phosphate），會降低牛奶的營養價值。

營養專家還指出，有些人愛把牛奶和巧克力一起吃，會使牛奶中的鈣與巧克力中的草酸生成「草酸鈣」（尿液中的草酸鈣結晶是人類腎結石的主要成分），會導致缺鈣、腹瀉、小孩發育退後、毛髮乾枯，還容易導致骨折和尿結石。

5. 牛奶中加果汁不好

為了讓孩子愛喝牛奶，在牛奶中加點柳橙汁或檸檬汁，看上去是個好辦法。但實際上，柳橙汁和檸檬均屬於高果酸果物，而果酸遇到牛奶中的蛋白質，會使蛋白質變質，從而降低蛋白質的營養價值。所以應該將飲用果汁的時間與喝牛奶的時間隔開，一般隔一個小時就可以。

6. 吃藥配牛奶並非一舉兩得

有人認為，用有營養的東西吃藥物肯定有好處，其實這是錯誤的。牛奶明顯影響人體對藥物的吸收速度，使血液中藥物的濃度明顯偏低。用牛奶吃藥還容易使藥物表面形成覆蓋膜，使牛奶中的鈣與鎂等礦物質離子與

藥物發生化學反應，生成非水溶性物質，這不僅降低了藥效，還可能對身體造成危害。所以在吃藥前後各 1 到 2 小時內最好不要喝牛奶。

7. 不建議用優酪乳餵嬰兒

優酪乳是有助於消化的健康飲料，有的家長常用優酪乳餵食嬰兒。然而，優酪乳中的乳酸菌生成的抗生素，雖然能抑制病原菌的生長，但同時也破壞了對人體有益的正常菌群的生長條件，還會影響正常的消化功能，尤其是患腸胃炎的嬰幼兒及早產兒，如果餵食他們優酪乳，可能會引起嘔吐和壞死性腸炎（Necrotic Enteritis）。

8. 在牛奶中添加米湯、稀飯不好

有些家長認為，這樣做可以使營養互補。其實不建議這種做法。牛奶中含有維他命 A，而米湯和稀飯主要以澱粉為主，它們含有脂氧合酶（Lipoxygenase），會破壞維他命 A。特別是嬰幼兒，如果攝取維他命 A 不足，會使嬰幼兒發育遲緩，體弱多病。即便是為了補充營養，也要將兩者分開食用。

9. 瓶裝牛奶不能放在陽光下晒

有的家長從廣告中得知：補鈣還要補維他命 D，而多晒太陽是攝取維他命 D 的好方法，於是便把瓶裝牛奶放到太陽下去晒。其實這樣做得不償失。牛奶可能會得到維他命 D，但卻失去了維他命 B1、維他命 B2 和維他命 C。因為這三大營養素在陽光下會分解，以致部分或全部失去，而且在陽光下乳糖會發酵，使牛奶變質。

10. 以煉乳代替牛奶不好

煉乳是一種牛乳製品，是將鮮牛奶蒸發至原容量的 2/5，再加入 4% 的蔗糖裝罐製成的。有人受「凡是濃縮的都是精華」的影響，便以煉乳代替

牛奶給孩子喝。這樣做顯然是不對的。煉乳太甜，必須加 5 到 8 倍的水來稀釋。但當甜味符合要求時，蛋白質和脂肪的濃度也比新鮮牛奶下降了一半，如果餵食嬰幼兒，不但無法滿足他們生長發育的需求，還會造成他們面色蒼白、容易生病等。如果在煉乳中加入水，使蛋白質和脂肪的濃度接近新鮮牛奶，那麼糖的含量又會偏高，用這樣的「奶」餵孩子，也容易引起小孩腹瀉。此外，如果孩子習慣了過甜的口味，會給以後添加輔助食品帶來困難。

11. 給孩子喝純牛奶不好

給孩子喝的東西要格外小心。尤其是孩子嬰幼兒時期只能吃流食，如果母乳不夠的話，牛奶就是他們的主要營養來源了。可是給孩子喝純牛奶是不對的，因為純牛奶中所含蛋白質是母乳的 3 倍，孩子太小，無法消化和吸收過多的營養物質，喝太純的牛奶會引起孩子腹瀉、拒食等現象，所以在給孩子喝牛奶的時候，要加些水和適量的糖，以便於消化，不過加水和糖必須定量，不要太多。一般是每毫升牛奶加 5 克左右的糖，20% 左右的水就可以了。在煮牛奶的時候會看到一層薄膜，很多家長在餵孩子的時候都會將它去掉，這是不對的，因為薄膜中含有脂肪和豐富的維他命 A，對孩子的健康，尤其對眼睛有好處。

12. 特鮮牛奶要慎重

直接購買奶農的鮮牛奶，避開了衛生檢疫和加工處理這兩道程序，從而帶來嚴重的衛生隱患。從衛生和健康的角度出發，不宜購買奶農的生鮮牛奶，而應選用正規牛奶公司生產的已經有衛生檢驗和殺菌消毒的牛奶。

13. 不應早晨空腹喝牛奶

空腹時，腸胃蠕動快，牛奶中的營養成分來不及被吸收就進入大腸，而且還容易引起輕度腹瀉，因此，喝奶之前最好先吃點餅乾、麵包之類的

食品，或邊吃點心邊喝牛奶。

14. 優酪乳不能加熱飲用

飲優酪乳主要喝它的營養和活性乳酸菌。如優酪乳加熱，那只能得到某些營養，而失去了活性的乳酸菌（lactic acid bacteria），因此優酪乳不能加熱飲用。

生活小提示：牛奶的神奇妙處

想要擁有美麗肌膚嗎？那就每天喝一杯牛奶吧，一定不比那些天生麗質的皮膚遜色。牛奶中的優質蛋白所包含的胺基酸可使肌膚充滿彈性、光澤誘人；牛奶中的酶類可促進肌膚表面角質的分解；牛奶中的鈣質可將粗糙的肌膚換成細膩平滑的肌膚；牛奶中的鐵可促進肌膚新陳代謝，讓肌膚白裡透紅；牛奶中的鉀有強大鎖水功效，可以預防肌膚乾燥和乾紋；牛奶中的各種維他命集中對抗乾燥、皺紋，使肌膚煥發出年輕光彩。牛奶性質溫和，敏感性皮膚和嬰孩的幼嫩肌膚也適合使用。

知識連結：

每天喝一杯牛奶對人體至少有 12 個好處：

- 牛奶中的鉀可使動脈血管在高壓時保持穩定，減少腦中風的危險。
- 牛奶可阻止人體吸收食物中有毒的金屬鉛、鎘。
- 優酪乳和牛奶中的脂肪可增強免疫系統功能，阻止腫瘤細胞生長。
- 牛奶中的鐵、銅和卵磷脂能大大提高大腦的工作效率。
- 牛奶中的鈣能增強骨骼和牙齒，減少骨骼病發生。
- 牛奶中的酪胺酸能促進激素 —— 血清素（Serotonin）的大量增加。
- 牛奶中的鎂能使心臟耐疲勞。
- 牛奶中的鋅能使傷口更快癒合。

- 牛奶中的維他命 B 能提高視力。
- 牛奶含鈣高，吸收效果好。
- 喝牛奶能預防動脈硬化。
- 睡前喝牛奶可幫助睡眠。
- 如果你還沒有為自己和家人準備好牛奶的話，趕快行動起來吧。

三、酌情飲酒益身心

　　現代醫學認為，酒對人有益或有害取決於「量」的大小。以腦為例，小量的酒能使人興奮，過量時則使之麻痺，使人失去控制，喪失理智。大腦對酒精會有不同的反應，醫學研究認為，酒精能刺激掌管想像力和創造力的右腦，也能麻痺掌管記憶力和自制能力的左腦，因此，小量飲酒能興奮右腦使人浮想聯翩，而大量飲酒所出現的醉態，則是左腦被麻痺的結果。美國和日本的醫學研究人員還發現，小量飲酒能使血中的高密度脂蛋白（High-density lipoprotein）升高，有利於將膽固醇從動脈壁向肝臟轉移，並能促使纖維蛋白溶解，減少血小板聚集，促進血液循環流暢，減少血栓形成，因而有利於減少冠心病的發生和猝死的機會。

　　酒量多少為宜，要根據酒的性質，人的體重而定。一個體重 70 公斤的人，每日飲 60°白酒不超過 25 毫升，葡萄酒、黃酒不超過 50 毫升，啤酒不超過 300 毫升。提出量是有理論根據的，一個體重 70 公斤的人，每小時肝臟最多能氧化 15 毫升乙醇（相當於 60°白酒 25 毫升）；如果一次飲酒 150 ～ 200 毫升，肝臟則需要 6 ～ 8 小時才能把乙醇氧化掉，這樣肝臟的負擔就太重，乙醇長時間在體內，對身心健康非常傷害。

　　很多人過量喝酒時感覺不到腸胃道的反應，第二天清醒後卻會明顯感到頭痛、胃痛、胃酸、胃脹、嘔吐、食慾差等急性腸胃炎症狀。這是因為大量飲酒後，肝細胞無法將有害物質乙醛全部處理，而造成急性中毒。

　　這種酒後的宿醉，會讓肝臟囤積脂肪，現在很多 30 歲左右的年輕男子

患有脂肪肝、酒精肝，或肝上有脂肪顆粒，都與此密切相關。另外，宿醉還容易引起酒精性急性胃炎，導致自律神經平衡失調，引發心跳加速，使血液中水分與電解質平衡失調等，影響遍及全身。

酒後如果嘔吐，最好什麼都先別吃，但要適量喝白開水。因為此時神經反射很大，越吃越吐。酒後醒來最好吃饅頭、麵條等易消化食物，但不宜過飽。暫時別吃肉和油膩的蔬菜，以及刺激性食物，如冷凍食品、火鍋、麻辣燙都要暫停。如果有出現胃部不適狀況，可先吃藥物緩解，吃藥無效應當及時就醫。

生活小提示：

酒文化源遠流長，人們在飲酒時，可以開懷暢飲，但飲酒卻要講究方法，如果一不注意，飲酒就會損傷我們的身體，得不償失！

1. 忌一飲而盡

飲酒過猛，特別是飲烈性白酒過猛，酒中的酒精（乙醇）會很快使大腦皮層處於不正常的興奮或麻痺狀態，人會失去控制，特別是那些動脈硬化患者，容易出現腦血管意外。千萬別學電影中的「狂飲」、「豪飲」！如果把高濃度白酒「連乾三大杯」，那和用棍子連敲三下頭差不多，對人一點好處也沒有。

2. 忌空腹飲酒

空腹飲酒，特別是高濃度的酒，對口腔、食道、胃都有害。實驗表示，空腹暢飲，只要 30 分鐘，酒精對身體的毒性便能達到高峰。所以飲酒的人，要慢斟細酌，佐以菜餚，特別是多吃富有蛋白質的食物，如魚肉、肝臟、豆製品等，使體內分解酒精的酶活力增強，以達到保護肝臟的作用。

3. 忌飲混合酒

發酵酒和蒸餾酒，最好是單飲一種。如混合飲用，則發酵酒中所含物質，與酒精濃度大的蒸餾酒，易起反應，使人感到頭痛、噁心，而且易醉。

同樣，白酒與飲料也不能混著喝。飲料會使酒精很快散布到全身，並產生大量二氧化碳，對人的腸胃、肝臟都有損害。特別是對那些患有腸胃疾病的人，飲酒後又大量喝飲料，會造成胃、十二指腸出血。

4. 忌酒後立即吃藥

飲酒後，酒精對神經系統開始有短暫興奮作用，隨後即轉為抑制。此時如服用鎮靜劑、安眠藥以及抗過敏藥物，如氯苯那敏（Chlorpheniramine）等，可能因雙重抑制作用而發生血壓下降、心跳減慢、呼吸困難等現象。特別是安眠藥，一定不能在酒後服，著名的喜劇大師卓別林（Charlie Chaplin）就是死於酒後服安眠藥。飲酒後馬上服用阿斯匹林、止痛藥、消炎物，容易產生胃出血，甚至胃穿孔，而且酒還會影響降壓藥、消炎藥的作用。

5. 忌睡前飲酒

過去主張睡前飲酒，使頭腦處於昏沉狀態，容易入眠。實際上，睡前飲酒，可能會出現呼吸中斷，有害健康。

6. 忌邊飲酒邊吸菸

邊飲酒邊吸菸，這是宴席上常見的現象，很多人習以為常。其實這是十分有害的。美國德雷赫爾在所著的《癌症預防大全》中說，如果你大量飲酒，得癌的危險性比不飲酒者增加 2 到 3 倍；如喝酒又吸菸，不是兩種危險簡單相加，而是成倍增加。這是因為酒精使血管擴張和血液循環加快，而香煙中有毒物質尼古丁又極易溶於水，所以飲酒時吸菸，會加快身體對尼古丁的吸收。此外，由於酒精的毒性作用，還可

影響肝臟對尼古丁的解毒作用。

7. 忌酒後受涼

由於酒精的刺激，使體表血管擴張，血流加快，皮膚發紅，體熱散發增加，體溫調節失去平衡，故酒後受涼容易產生各種疾病，如酒後外出受涼容易感冒，酒後在電風扇下吹風，易患偏頭痛等。

8. 忌酒後洗澡

酒後洗澡，體內儲備的葡萄糖消耗加快，易使血糖下降，同時酒精又會阻礙肝臟對葡萄糖的儲存，易使人休克。

9. 酒後不宜同房

酒精會使大腦興奮，腦部血流量增加，心臟跳動加快，負擔過重。同房時也會高度興奮，大腦和心臟在雙重重壓下已是超負荷工作，此外，酒精損害生殖細胞，酒後同房受孕，有可能會造成胎兒畸形或智力低下。

10. 酒後不宜飲汽水

汽水能加快人體對酒精的吸收。酒精進入人體後透過肝臟解毒，過多的酒精會超出肝臟的承受極限，造成肝臟損壞。尤其是汽水中大量的二氧化碳對胃、腸、肝、腎臟等器官都有嚴重的損害，刺激胃黏膜，減少胃酸的分泌，影響消化酶（digestive enzymes）的形成，從而導致急性腸胃炎、胃痙攣和十二指腸潰瘍等，同時對心腦血管和中樞神經有破壞作用。

11. 酒不能用來助眠

飲酒催眠也很不健康。尤其是晚飯後至睡前，經過 4 ～ 5 個小時的消化吸收，腹內食物已經很少，此時如飲酒基本上屬於空腹飲酒。幾分鐘後，酒精就會被吸收入血，血液中酒精強烈刺激血管內壁，會

使血壓升高，喝得越多，血壓越高。這會使已經硬化了的腦部血管破裂，導致腦溢血。另外，睡前飲酒還會傷害視網膜，阻礙視網膜產生感光視色素，使其在黑暗環境中辨別物體的能力下降。

親愛的朋友，如果你不小心得了失眠症，千萬不可用酒助眠，應尋找病因，對症下藥。

12. 酒後不宜馬上睡覺

酒精進入人體後，先是引起中樞神經短暫的興奮，隨著酒精中毒程度的升高，又會使中樞神經受到抑制而昏昏欲睡。這是中樞神經受損害的一種表現，它破壞神經系統興奮與抑制的平衡，對人有害無益。喝酒後頭昏腦脹，容易入睡，但醒後常會頭暈，整個人像活在另一個世界裡。

13. 酒後不宜飲乳品

酒後喝乳品，很容易造成脂肪肝，對健康無利。

知識連結：哪些人不宜飲酒

適當的飲酒對身體有一定的好處，但是要注意下列特殊族群不適合喝酒，最好滴酒不沾。

1. 肝病患者

患肝炎或其他肝病的人，應當禁酒，即使酒精含量很低的啤酒也不能喝，以免加重病情。這是因為酒精阻礙肝糖的合成，使周圍組織的脂肪進入肝內，促使脂肪肝的形成。酒精會讓乙醛在肝臟內氧化成乙酸的功能降低，這樣會使乙醛在肝臟內累積，而乙醛是有毒物質，會對肝臟細胞產生直接毒害作用。

2. 慢性胃炎患者

慢性胃炎患者不能飲啤酒。啤酒中一些特殊成分會減少或阻止胃黏膜合成前列腺素 E（prostaglandin E synthase），這使胃酸損害胃黏膜有了可乘之機。因此經常大量飲用啤酒時，就有可能誘發胃炎。而那些早已患了慢性胃炎的人，由於胃黏膜已被損害，如再多飲酒，則只有使胃酸更快損害胃黏膜，使病情加劇。

3. 泌尿系統有結石的人

泌尿系統有結石的人，也不能飲酒，特別是忌飲啤酒。過去常認為啤酒有利尿作用，可防止尿結石。其實並非如此。德國海頓堡大學的醫學專家透過研究後發現，在釀造啤酒的麥芽汁中，不但含有鈣和草酸，而且含有烏苷酸（Guanosine monophosphate），這些物質會產生尿道結石。

4. 高血壓、心臟病患者

酒精，一是興奮大腦，使情緒激動；二是使血管擴張，血液升高，這樣易發生血管破裂而引起死亡，或者發生心律不整，心跳加速等不良症狀。

5. 妊娠期婦女和兒童

孕婦如果飲酒，會使胎兒產生酒精中毒症，易引起畸形和流產等現象。兒童時期養成飲酒的壞習慣，不但荒廢學業，還容易走上犯罪道路。

6. 生氣、發怒或憂愁時

人在生氣、發怒時面紅耳赤、情緒激動、心跳加快，此時飲酒猶如火上加油，從而失去理智鑄成大錯，及至醒來，已悔恨莫及。憂鬱、悲傷時，飲酒會引起消化系統不良，新陳代謝紊亂而傷害身體。

7. 車、船、飛機駕駛員及高空作業者

對從事汽車駕駛、輪船駕駛和飛機駕駛的人員及高空作業人員都不宜飲酒，或者要特別注意飲酒的時間。因為這類人員的工作性質帶有一定的危險性，飲酒會出事故、釀車禍。

8. 眼睛疾病患者

飲酒對視力也有影響──近視眼、青光眼病人不要過量飲酒。酒中含的甲醇對視網膜有明顯的毒性反應和副作用。另外，酒還能直接影響視網膜，阻礙視網膜產生感覺視色素，導致眼睛適應光線能力下降。

四、勸君常飲葡萄酒

吸菸有害健康，喝酒可不能一概而論。比如說，堅持喝適量的葡萄酒，可以保健養生。

每天只要適量飲用 1 ～ 2 杯葡萄酒，患心血管病的機會就可以降低 50％，患癌症的機會可以降低 24％。但是如果飲用酒精含量超過 40％ 的烈酒，效果則相反，會增加 30％的患病率。

早在 1980 年代初期已有研究發現，適量飲用葡萄酒，對防止心血管疾病的發生有相當明顯的效果。雖然法國人經常食用動物性脂肪含量高的食品，膽固醇攝取量高，但法國人冠心病發生率和死亡率的比例卻是最低，其原因是，法國人經常飲用葡萄酒，人均葡萄酒飲用量居世界首位。

適量的葡萄酒能有效預防心血管疾病。它可降低血液中的膽固醇，防止膽固醇沉積於血管內膜，從而防治動脈硬化與心臟病的發生。葡萄酒含有多酚（polyphenol）成分及其他非常豐富的抗氧化物，可以降低血液中低密度脂蛋白，有利於血管擴張，避免血栓形成，可防止心血管疾病與老

年痴呆症等慢性病。適度飲用能加速血液循環，促進新陳代謝，增強消化力和免疫力，預防老化，並可減少患上癌症、高血壓等疾病的機會，延年益壽。

葡萄酒還含有殺菌功能，從古至今，一直在醫藥界扮演著重要角色。從希臘到埃及、中國、印度，世界各地的史料顯示，古人早已意識到葡萄酒對人體有益。李時珍在《本草綱目》中提出：葡萄酒「暖腰腎，駐顏色，耐寒」。

用葡萄酒佐餐，還可促進人體對食物中所含的鈣、鎂和鋅等物質的吸收。不過，提醒一句，葡萄酒是指用葡萄汁釀製出的酒，而不是用香精加酒精混合出的酒，那種酒發揮不出葡萄酒的作用。

生活小提示：

當我們來到西餐館用餐的時候，往往會看到在您的左前方已經放好了兩個杯子，哪個是喝酒的呢？按西方人的習慣，小的是喝酒的，大的是用來喝水的。

在餐桌上，許多人都喜歡喝酒製造氣氛、聯絡感情，那麼我們在喝葡萄酒的時候，有什麼規矩呢？

喝葡萄酒時，首先，不要倒滿，只倒 1/3 或者半杯即可。第二，可以碰杯，但不要乾杯。第三，不要在酒裡加冰，要在正常的室溫下喝，白葡萄酒要在瓶外加冰，冰鎮以後飲用。

知識連結：辨別、飲用葡萄酒的正確方法

葡萄酒是世界銷量第二大酒種，相對於其他酒種營養豐富，含有胺基酸、維他命、礦物質等人體必需的營養成分。飲用葡萄酒講究的是享受它本身，所以飲用葡萄酒首先要學會辨別什麼才是好酒。

品酒的第一步，就是用我們的眼睛去看。首先，看酒的顏色好不

好看。其次，看看酒有無灰暗感。第三，要看酒杯壁上的酒流動的快慢，也就是我們常說的「掛杯」，好酒成分豐富，流動得慢。所以有句話說好酒會哭，像流淚一樣。

　　品酒的第二步是聞。好酒有清純的果香味，可以讓您聯想到許多紅顏色的水果。

　　辨別好酒的第三步就是品嘗。品嘗的時候要讓酒在口腔中停留一段時間，使它到達口腔中的各個部位，才能嘗出它的味道。好酒講究的是平衡，不能讓任何一種味道突出，所有的味道綜合起來，得到和諧的效果，這就是好酒。

　　來到西餐廳，我們坐下之後的第一件事便是點菜，這個西餐的菜該怎麼點呢？點西餐首先就是點酒，那麼在種類繁多的酒當中，我們應該喝哪一種呢？

　　法國葡萄酒有紅葡萄酒和白葡萄酒之分，還有一個就是兩者之間的粉紅葡萄酒。什麼時候喝紅酒呢？一般來說是吃豬肉、羊肉、牛肉這種紅肉時才喝紅酒。喝白葡萄酒相對應的菜一般是海鮮、雞肉等白色的肉。而當我們的餐桌上既有紅肉又有白肉時，我們就可選擇粉紅葡萄酒。

五、優酪乳比牛奶強

　　優酪乳是大家熟知的乳製食品，它清涼可口，增加食慾。除其他因素外，優酪乳中含有豐富的活乳酸桿菌和乳酸，因此對消化不良、腸道菌群失調、腸道異常發酵、腸脹氣、嬰幼兒綠便等消化功能失調的人，優酪乳是最好的印品。

1. 優酪乳增強人的免疫力

　　優酪乳的乳酸菌，是一種對人體有益無害的細菌，它分解牛奶中乳糖

所形成的乳酸，可使腸道趨於酸性，阻止只能在中性或鹼性環境中生長繁殖的腐敗菌活動，有利於人體正常功能的發揮。乳酸菌在腸道內還能合成人體必需的維他命 E 和維他命 B1、葉酸等營養物質，其本身又富含蛋白質和維他命 A，使身體健康。

乳酸菌可增強人體免疫力，還促進肝臟的解毒作用，促進胃內容物的排泄，提高鈣、磷、鐵的利用，減少胃酸分泌。

2. 降低血中膽固醇

優酪乳還有降低膽固醇的作用。由於優酪乳中膽鹼含量特別高，可以調節體內膽固醇濃度，並能減少膽固醇在血管壁上附著，從而使血中的總膽固醇含量降低。乳酸還能抑制肝臟合成膽固醇，因此患有心腦血管病者常喝優酪乳大有好處。

3. 優酪乳適於有「乳糖不耐症」的人食用

這是由於乳酸菌能將優酪乳中的乳糖分解，形成乳酸，對於那些缺乏乳糖酶 (lactase)，喝了鮮牛奶就脹氣腹瀉的人，可飲用優酪乳以代替鮮牛奶。缺乏胃酸的人，飲用優酪乳可增強食慾和促進消化。

4. 優酪乳對便祕和細菌性腹瀉有預防作用

優酪乳中產生的有機酸可增強腸胃蠕動，刺激胃液分泌，並抑制腸內有害病菌的繁殖。

5. 優酪乳有抗癌作用

專家用優酪乳進行動物實驗，發現小白鼠飲用優酪乳後可抑制其癌細胞增殖。對女性可預防乳腺癌、子宮癌的發生。

6. 優酪乳有美容作用

常飲用優酪乳能夠潤膚、明目、固齒、健髮。其原因是優酪乳中含有豐富的鈣，有益於牙齒、骨骼；優酪乳中還有一定的維他命，維他命 A 和維他命 B2 都有益於眼睛；優酪乳中豐富的胺基酸有益於頭髮；優酪乳還能改善消化功能，防止便祕，抑制有害物質在腸道內產生和累積，因此，能防止細胞老化，使皮膚白皙而健美。

生活小提示：

目前，國外已生產出多種優酪乳，如減肥脫脂優酪乳、糖尿病患者優酪乳、腸胃疾病療效優酪乳、肝膽疾病療效優酪乳、抗腫瘤優酪乳等。

優酪乳越來越受到人們的喜愛，但很多人不知道如何正確飲用優酪乳，這就影響了其保健作用。

首先，優酪乳不宜空腹飲用。正確的做法是飯後 1 ～ 2 小時飲用。此時胃中酸鹼濃度適宜，營養效果最佳。

其次，不宜過量飲用。兒童以每天 200 毫升、成人以每天 500 毫升為宜。再者，優酪乳不宜加熱飲用。優酪乳中存有的活乳酸菌在加熱或用熱水沖稀時會被殺死，從而失去了優酪乳的保健作用。

最後，飲用優酪乳不宜同時服用抗生素藥物，會殺死活的乳酸菌，服用藥物應在飲用優酪乳後 2 小時左右為佳。

另外，優酪乳的貯藏不同於其他乳品，貯藏運輸過程中要避免震動與顛簸，否則其組織結構遭到破壞，乳清分離影響外觀和風味；貯藏溫度以 2°C～ 6°C為宜，溫度過高會加速優酪乳的酸敗變質。在此溫度下，優酪乳的貯藏期為 7 天。

知識連結：優酪乳什麼時候喝最好

　　由上文可知，優酪乳對人體健康有諸多好處，那麼，優酪乳什麼時候喝才能有效吸收和利用呢？

1. 優酪乳宜飯後 30 分鐘到 2 小時內喝

　　醫學資料指出，空腹不可大量飲用優酪乳。因為在普通狀況下，人體胃液的 pH 值在 1 到 3 之間；空腹時，胃液呈現酸性，pH 值在 2 以下，不適合優酪乳中活性乳酸菌的生長。只有當胃部 pH 值較高時，才能讓優酪乳中的乳酸菌充分生長，從而有利於人體健康。因此，飯後 2 小時左右，人的胃液被稀釋，這時喝優酪乳吸收營養最有利。此外，如果在空腹狀態下喝優酪乳，很容易刺激腸胃道，優酪乳中的營養來不及被徹底消化吸收就已排出。而飯後喝優酪乳則可減少刺激，讓優酪乳在胃中慢慢被吸收。

2. 晚上喝優酪乳補鈣

　　優酪乳是食物中鈣的良好來源，從補鈣的角度看，晚上喝優酪乳好處更多。專家介紹說，晚間 12 點至凌晨是人體血鈣含量最低的時候，有利於食物中鈣的吸收。同時，這一時間段中人體內影響鈣吸收的因素也較少。雖然牛奶中也含有很高的鈣，但與它比起來，優酪乳中所含的乳酸與鈣結合，更能達到增加鈣吸收的作用。

3. 喝優酪乳預防慢性病

　　專家認為，飲用優酪乳可有效預防部分慢性病。優酪乳中的優質蛋白質和維他命 B，具有提高體溫、抗寒和增強身體免疫能力的作用，對預防和減輕感冒、慢性支氣管炎等秋冬常見疾病有所幫助。老年人堅持飲用優酪乳，不但可以獲得充足的營養，還具有防病保健功能。

　　但是優酪乳也並非老少皆宜。腸胃道手術後的病人、腹瀉患者以及 1 歲以下嬰兒，都不宜喝優酪乳，即使是健康成年人，也不能過量飲

用，否則很容易導致胃酸過多，影響胃黏膜及消化酶的分泌、降低食慾、破壞人體內的電解質平衡。一般來說，每天喝 2 杯，每杯在 150 克左右比較合適。

六、飲用豆漿的禁忌

豆漿是東方人最常用的飲品。豆漿屬高纖維、利尿、出汗食物，含有豐富的蛋白質、礦物質和維他命，一直以來被人們認為是營養豐富的保健品。能有改善骨骼代謝，預防骨質疏鬆，減少動脈硬化等功效。同時中醫也認為豆漿性平味甘，具有補虛潤燥、清肺化痰、增強腸胃蠕動、解決便祕問題，除此之外豆漿還能減少因青春期的引起的青春痘、暗瘡等皮膚問題。

現代醫學研究表示，常喝豆漿能有效預防乳腺癌和子宮癌的發生。為此研究人員還做了一個小實驗，讓一名女性每天喝 400 毫升的豆漿，連續喝 2 個月，在喝豆漿期間及喝豆漿之後，分別檢測其體內雌激素的水準。結果發現，每天喝豆漿可以調節婦女體內雌激素，使分泌週期變化保持正常，還能有效預防乳腺癌和子宮癌、卵巢癌的發生。豆漿對中老年女性身體健康、延緩衰老也有明顯好處。豆漿中含有氧化劑、礦物質和維他命，還含有一種牛奶所沒有的植物雌激素「大豆異黃酮」（soy isoflavones），該物質可調節女性內分泌系統的功能，可以明顯改善心態和身體素質，讓女性顯得更年輕。

很多人都關心的問題，喝豆漿可以減肥嗎？回答是肯定的。豆製品含有豐富的不飽和脂肪酸，能分解體內的膽固醇，促進脂肪代謝，使皮下脂肪不易產生堆積。特別是黃豆，它是減肥的好食品。

生活條件的改善，人們食用過多富含動物脂肪的產品，又因生活的忙碌，無暇規律執行自己的作息時間，肥胖成了許多人的困擾。營養學家認為，肥胖不是營養過剩，而是由結構性營養不良造成的，內分泌及脂肪

代謝失調，從而引起了脂肪累積，導致肥胖。而豆漿中含有的大豆皂苷（soyasaponin）可降低血中的膽固醇。

飲用鮮豆漿，能平衡營養，調整內分泌和脂肪代謝系統，激發人體內酶的活性，分解多餘脂肪，增強肌肉活力，平日裡也要減少對動物產品的食用，多吃植物食品，可以維持人體足夠的營養，又達到健康減肥的作用。

下面就來了解一下喝豆漿的九大好處：

1. 強健身體

豆漿對強健身體，增強體魄有很大的功效。每 100 克豆漿含蛋白質 4.5 克、磷 4.5 克、脂肪 1.8 克、鐵 2.5 克、碳水化合物 1.5 克、鈣 2.5 克以及維他命等。

2. 防止糖尿病

豆漿是糖尿病患者日常必不可少的飲品。因為豆漿中含有大量的纖維素，能有效減少糖的過量吸收，因而能防止糖尿病。

3. 防治高血壓

豆漿中所含的豆固醇（Stigmasterol）和鉀、鎂，是有力的抗鹽鈉物質。鈉是高血壓發生和復發的主要根源之一，如果體內能適當控制鈉，既能防治高血壓，又能治療高血壓。

4. 防治冠心病

豆漿可使冠心病的復發率可降低 50%。為什麼這麼說，還是與豆漿中的營養成分有關，豆漿中所含的豆固醇和鉀、鎂、鈣能加強心機；降低膽固醇，改善心機營養，促進血流循環、防止血管痙攣。

5. 防止腦中風

豆漿中所含的卵磷脂（Lecithin），能減少腦細胞死亡，提升腦功能。其中的鎂、鈣元素，更能明顯降低腦血脂，改善腦血流，從而有效的防止腦梗塞、腦出血的發生。

6. 防治癌症

據調查，不喝豆漿的人癌症發生的概率比常喝豆漿的人高 50％。豆漿中所含的蛋白質和硒、鉬等有很強的抑癌和治癌能力，對胃癌、腸癌、乳腺癌有特效。

7. 防止支氣管炎

豆漿所含的麩胺酸（glutamic acid）有防止支氣管炎、平滑肌痙攣的作用。

8. 防止衰老

豆漿中所含的硒、維他命 E、C，具有很強的抗氧化功能，能使人體肌膚細胞「返老還童」。

9. 輔助治療

能有效輔助治療愛滋病、老年癡呆、便祕、肥胖等病症。

生活小提示：豆漿飲用的迷思

1. 飲用豆漿時，可以加入白糖，但絕對不能在豆漿裡加紅糖。因為紅糖裡面有多種有機酸，它們和豆漿裡的蛋白酶（proteinase）結合，容易使蛋白質變質沉澱，不易被人體吸收。
2. 有的人喜歡用保溫瓶裝豆漿來保溫，這種方法是不可取的。因為豆

漿裡的皂素（saponin）會溶解保溫瓶裡的水垢，加上保溫瓶溫溼的環境也有利於細菌的繁殖，喝了會危害人體健康。

3. 豆漿不但必須要煮開，而且還必須要敞開鍋蓋，才可以讓豆漿裡的有害物質隨著水蒸氣揮發掉。

4. 豆漿一定不要與抗生素一起服用，因為兩者會發生拮抗反應（antagonistic reaction），間隔時間最好在 1 個小時以上。

5. 12歲以下的女孩不適合喝豆漿，因為黃豆裡雌激素多，會加速發育。

6. 豆漿雖好喝，但一次不宜喝得過多，過量會引起消化不良、腹滿、腹脹等症狀，每天 300 到 500 毫升即可。

7. 有人認為用雞蛋泡豆漿喝，可使營養更豐富，其實不然。因為雞蛋中的蛋白非常容易與豆漿中的胰蛋白酶（trypsin）結合，會產生使人體無法吸收的物質，從而也失去豆漿本身的營養價值。

知識連結：

經常喝豆漿有利也有弊。它含有某些抗營養因素，不僅不利於人體對養分的消化吸收，反而有害健康。比如說豆類中含有抑制劑（reaction inhibitor）、皂素（saponin）和外源凝集素（Lectins），這些都是對人體很不好的物質。如果無法適量飲用，不僅無法得到相應的益處，還會對身體造成傷害。解決這個問題的最好方法是飲有豆漿前，一定要將豆漿煮熟，還要注意飲用時的營養搭配，應與含碳水化合物、澱粉多的食品一起食用，如餅乾、饅頭、麵包，或在早飯後 1 到 2 小時飲用，豆漿才能更好的在胃中消化吸收，使飲食平衡，充分發揮蛋白質的營養效果，使營養素完全被人體吸收。

1. 哪類人不宜飲用豆漿

專家還指出，有些疾病患者不能享用豆漿。胃炎、胃潰瘍、急性胃炎和慢性淺表性胃炎（chronic superficial gastritis）者不宜食用豆製品，因為豆類中含有寡醣（Oligosaccharides），可能引起打嗝、腸鳴、腹脹

等症狀，所以上述疾病朋友最好不要食用豆漿，以免刺激胃酸分泌過多加重病情。

患有腎病的人也不適合飲用豆漿。腎功能衰竭的病人需要低蛋白飲食，而豆類或豆製品富含豐富的蛋白質，所代謝產物會增加腎臟負擔；而豆類中的所含的草酸鹽與腎中的鈣結合，易形成結石，會加重腎結石的症狀，所以腎結石患者也不宜食用。

2. 絕不能空腹喝豆漿

豆漿因價廉物美，成為廣大市民受歡迎的飲品。其實飲用豆漿是大有學問的，不少人存在這樣的迷思，習慣在沒吃早餐前空腹喝豆漿，並認為這樣的飲用方式更有助於吸收。從營養角度講，豆漿是蛋白質含量很豐富的飲料，只有在攝取足量澱粉後才能不被作為熱量消耗，真正發揮建造新組織，修補舊組織的作用。如果空腹飲服豆漿，它只能代替澱粉作為熱量消耗掉，這樣不僅使蛋白質浪費，又使體內營養失去平衡，從而加重消化、泌尿系統的負擔。可謂是得不償失。

七、蔬果汁飲用疑與答

水對身體健康是非常重要，但大多數人每天沒有攝取足夠的水分，而水果和蔬菜汁不含雜質，彷彿是大自然賜予我們最純淨的水。水果和蔬菜能為人體提供了最基礎的健康物質，那就是水，人體中65％以上的細胞是水，腦細胞中水占的比重更是高達80％，而食用蔬菜和水果汁可以促進營養和健康，提供每日生活必需的營養。水果和蔬菜含有大量的人體必需的維他命，也含有神經和肌肉功能所需礦物質，這些維他命有助於調節人體的新陳代謝，可以幫助脂肪及碳水化合物轉換成能量。

果汁也是一種主要礦物質的來源，如銅、鐵、鉀、鈉、碘、鎂，這是最容易被消化吸收營養物質。像柚子、柑橘都含有維他命 C，胡蘿蔔汁中含

維他命 A，而綠色果汁是維他命 E 的來源，如小黃瓜含有大量的矽，可以加強結締組織，對肌肉、軟骨、骨骼和韌帶都有好處，對皮膚彈性、指甲、膚色也有益。

各種蔬果的營養不同，所以各色蔬菜都要吃，不要偏食某幾種，否則仍會造成營養不均衡。市場賣的果蔬汁真的健康嗎？任何一種蔬果都能互相搭配嗎？如何確保蔬果汁養分不流失？請營養師來解除你的疑惑。

1. 超市賣的蔬果飲料能放心飲用嗎？

商店賣的蔬果汁已將纖維質過濾掉，並添加了許多糖，喝下對健康沒有幫助，所以，喝蔬果汁還是以新鮮現打不過濾的為佳。

2. 任何蔬果都能搭配打成汁嗎？

有些蔬果含有一種會破壞維他命 C 的酵素，如：胡蘿蔔、南瓜、小黃瓜、哈密瓜，如果與其他蔬果搭配，會使其他蔬果的維他命 C 受破壞。不過在自製新鮮蔬果汁時，可以加入像檸檬這類較酸的水果，預防維他命 C 受破壞。

3. 如何確保蔬果汁養分不流失

新鮮蔬果汁含有豐富維他命，若放置時間過久會因光線及溫度破壞維他命效力，營養價值變低。因此以新鮮為主，現打現喝，才能發揮最大效用，如果不馬上喝，要立刻放入冰箱冷藏，最好在於 20 分鐘內飲用完。

4. 蔬果打成汁的最好時機是什麼

自製蔬果汁的時候，一定要選擇新鮮的蔬果。保鮮蔬果由於放置時間久，維他命的含量會減少，對身體的益處也相對減少。挑選有機產品或自己栽種的更好，可避免農藥的汙染。

5. 蔬果外皮也含營養成分嗎

有些蔬果外皮的外皮含營養成分。如：蘋果皮具有纖維素，有助腸蠕動，促進排便；葡萄皮則具有多酚（polyphenol）類物質，可抗氧化；所以像蘋果、葡萄可以保留外皮食用，也可清洗乾淨一起打汁。

生活小提示：

有什麼方法比喝一杯新鮮果汁更好呢？在每天的忙碌生活中，讓你每天吃 10 根胡蘿蔔來補充能量，聽起來似乎很難，但把它們榨成汁，就方便多了，即保證能獲得足夠的維他命和營養，而且又省時，現在購買一台榨汁機，就可以保證你獲得全部的營養。

目前榨汁機主要有三大類：第一類是綜合類榨汁機，多刀頭，有製作奶昔、碎果肉、攪拌等功能，一般家庭所需的大多數功能都能滿足，功能區外壁為塑膠；第二類是榨汁機裡的高階產品，功率較高，轉速比較快的刨冰榨汁機，高轉速容易打碎冰，而且機體採用的玻璃材質更為堅硬，比較適合夏天解暑的需要；最後一類是功能單一的榨汁機，有單純榨汁也有以食物粉碎為主要功能的，價格相對便宜。

榨汁效果是衡量榨汁機品質好壞的重要標準，好的榨汁機榨汁乾淨徹底，如何選購一款性價比高的榨汁機，教你一個小竅門，可以透過以下三個簡單的方式來辨別選購：

1. **看**：首先看功能區，因為這個部位直接接觸食物，材質的好壞影響著人體的健康，如果功能區的塑膠外壁顏色不均勻，或者有氣泡，透明度不高，說明有可能是利用回收的塑膠製成的，再看整個產品的外觀顏色以及材質，檢查是否有殘缺。
2. **聽**：自然是聽機器啟動後的聲音了，聽機器在啟動和關機過程中，是否有雜音，在榨取過程中，是否也有雜音，轉速是否均勻，如有機械噪音或振動噪音，可能是因刀網安裝不牢固所造成。
3. **聞**：打開包裝盒聞是否有刺鼻的塑膠味，以及機器啟動後，發熱時是

否會產生異味。

知識連結：

蔬菜和水果汁健康益處多，可以促進營養和健康，是每日生活必需的營養。喝果汁注意的幾個問題：

1. 你適合喝果汁嗎

果汁應該說是老少皆宜的飲品。從哺乳的嬰兒到老人都可以飲用。果汁更被公認為是 3 個月嬰兒補充維他命 C 必須的輔助食品。然而，也有人不適合喝果汁，如患胃潰瘍、急慢性腸胃炎的人，是因為果汁中含有無法被消化的碳水化合物引起的。腎功能欠佳的人，更應避免在晚上飲用。話說回來，健康人中也會有人喝果汁出現腹脹和腹瀉，要根據自身的實際情況飲用為佳。

2. 怎樣適時的喝果汁

美國學校早餐計畫中規定，早餐必須有一份水果和蔬菜，或者半杯純水果汁和蔬菜汁。想必大家一定看出蔬果汁在什麼時間飲用最佳吧！沒錯，飲用果汁的最佳時間是在兩餐之間或飯前半小時。果汁含有多種有機酸、芳香物質和酶類，可刺激食慾，有助於消化。因此很多家庭常常把果汁作為早餐前的開胃飲品，但不能一飲而盡，量也不宜太過。果汁也可以在餐前食用，不過目的不是開胃，而在於它的營養價值，有利於膳食中鐵的吸收。果汁含有豐富的鐵、鉀、硒、鉻等礦物質和微量元素、維他命 C、胡蘿蔔素以及多種抗氧化活性物質。此外，蔬果汁所含的營養會幫助身體吸收鐵，一般穀物中鐵的吸收率很低，如米只有 1%，麵包也不過 3%，若與富含維他命 C 的水果或果汁一起吃，鐵的吸收率就能提高 3 到 6 倍，其營養價值不可小視。另外，避免夜間睡前喝，因夜間攝取水分會增加腎臟的負擔，身體容易出現浮腫。

3. 喝新鮮果汁應該加糖嗎

喝新鮮果汁不宜加糖。有些人喜歡加糖來增加蔬果汁口感，但是糖分解時，會增加維他命 B 群的損耗及鈣、鎂的流失，降低營養。果汁是低熱量食品，每百克熱量不足 50 大卡，加糖就使熱量增加而影響食慾，不僅失去了開胃的作用，還會使正餐食量減少。還應注意一點，新鮮果汁千萬不要加熱飲用，加熱後的果汁香氣會偷偷跑掉，更重要的是營養成分，特別是維他命 C 會遭受破壞。如果打出來的蔬果汁口感不佳，可以多利用香甜味較重的水果如哈密瓜、鳳梨作為搭配，或是酌量加以蜂蜜，增加維他命 B6 的攝取。

4. 不宜用果汁配藥

這種情況大多會出在小孩子身上，小孩子吃藥困難，有些家長就用選擇用果汁代水給孩子吃藥，這是不合適的。在各種果汁飲料中，大都含有維他命 C 和果酸。而酸性物質容易導致各種藥物提前分解和溶化，不利於藥物在小腸內吸收，影響藥效；有的藥物在酸性環境中會增加副作用，對人體產生不利因素。如小兒發熱時常用的消炎痛、安乃近（Metamizole Sodium）、阿斯匹靈等解熱鎮痛劑，對胃黏膜有刺激作用，若在酸性環境中更容易對人體構成危害。輕者損傷胃黏膜，刺激胃壁，發生胃部不適等症狀；重者可造成胃黏膜出血，請大家謹記。

5. 吸菸時喝果汁危害更大

吸菸時不要喝富含維他命 C 的果汁，因為這有可能導致在體內產生有害物質。以色列研究小組發現，吸菸會使得唾液中的維他命 C 轉變性能，換成對身體健康有害的物質。提個建議，如果吸菸的朋友無法一時戒菸，為了自己的身體健康，應該放棄吸菸的同時喝果汁或服維他命 C 的習慣。

八、喝冷飲不能只圖暢快一時

夏天到了，很多人會選擇飲用冷飲或是霜淇淋來止渴降溫。飲用過多冷飲，吃起來雖然涼爽可口，不僅會沖淡胃液，而且還會刺激胃黏膜，引起局部血管收縮，導致消化道缺血、缺氧，發生腸胃功能紊亂。如果原有慢性胃炎或胃癌及十二指腸潰瘍的人，很可能引起急性發作，導致胃癌及十二指腸穿孔大出血而危及生命。此外，高血壓、冠心病、腦動脈硬化、心肌梗塞的病人，夏日中寒冷刺激會使血管痙攣，血壓升高，加重病情，再由膽道遇冷產生痙攣。所以炎熱的天氣若過於貪涼，對有膽囊炎、膽石症的患者會舊病復發。

1. 哪類族群不易飲用

兒童不易飲用。從中醫角度來說，兒童身體正處於成長發育期，長期飲用冷飲會出現消化不良和腹瀉，損傷脾胃功能，導致脾胃功能的紊亂，嚴重的影響營養的吸收。

脾胃功能不好的成年人也要慎用。尤其是有胃寒的人，使用不慎就會出現胃痙攣。女性在月經期也不宜飲用。

霜淇淋可以說是冷凍食品裡營養價值較高的，它含有人體所需的多種維他命、胺基酸、鈣、蛋白質、脂肪等，食用後易消化吸收。老少皆宜，四季享用，在國外霜淇淋更被視為是家庭餐桌必備的食品。

適當的飲用霜淇淋對人類健康是有好處的。但要是一時貪吃，吃多了可對身體不太好，有些冰淇淋中還含有各種添加劑，吃多了對腸胃產生不良刺激，容易引起胃潰瘍，會引起腸胃功能紊亂，對牙齒也不好。

生活小提示：

在炎熱的夏季，只要適量吃一些冷飲對身體有利的，它可以降低高

溫對人體帶來的不適，恢復一定的食慾。但冷飲吃太多，會大大減少胃液的分泌，並對腸道造成一定的刺激，這就造成了人體難以有效吸收食物的營養成分，另外還要注意在運動後，尤其是劇烈的運動後不宜喝冷飲，這時人體體溫處於高溫，咽喉部位充血，喝冷飲會對腸胃造成極大的刺激，容易導致腹部疼痛，腹瀉，咽喉腫痛、嘶啞等症狀。

知識連結：冷飲的發展史

冷飲大約起源於 3,000 年前的商代。當時的有些人家在冬日鑿冰然後貯藏於窖裡，等明年盛夏消暑之用。

到了春秋末期，冰的用途就更廣泛。諸侯官員們喜愛在宴席上飲冰鎮米酒。《楚辭·招魂》中有「挫橫凍飲，酎清涼些」的記述，就是在讚賞冰鎮過的糯米酒。

唐代，誕生了人造冰。蘇鶚在一本記述唐朝寶應至大中年間即代宗至懿宗 10 個朝代的筆記《杜陽雜編》中說：「盛夏安鑊，用水晶如掌者汲水煮沸，取越瓶盛湯，油帛密封，復煮千沸，急沉澗底，平旦冰結矣，名寒筵冰。」到了晚唐，商人為了招攬生意，在冰中加糖，更吸引顧客。

宋朝初年，冷飲已經開始大量進入市場。人們把果汁、牛奶、藥茶、冰塊等混合調製成冰凍的飲品，取其名為冰酪，南宋詩人楊萬里對冰酪有過讚賞，還曾為此題詩一首：「似膩還成爽，才凝又欲飄；玉來盤底碎，雪到口邊消。」此時的冷飲不僅品種繁多，而且脫掉了貴族的外衣，由只許朝廷的官宦貴族飲用，發展到了平民百姓，更加生活化了。

元忽必烈執政時，開始生產霜淇淋。而元朝時的商人，更發揮了極致的想像力，在冰中加上蜜糖和珍珠粉，為了保守製作工藝的祕密，還頒布了一道除王室外禁止製造霜淇淋的敕令。

明清時代，冷飲的花樣就更為繁多。最負盛名的是北京的冰鎮酸梅

湯。據史書記載,當時北方的賣冰者們,常以銅盞相碰作響來招攬顧客,為此,清代詩人王渙洋曾作詩讚道:「櫻桃已過茶香減,銅碗聲聲喚賣冰。」

直到 13 世紀義大利旅行家馬可波羅(Marco Polo)離開中國時,才把中國霜淇淋的製作方法帶到義大利,以後又傳到法國和英國。馬可波羅在《東方見聞錄》一書中說:「東方的黃金國裡,居民們喜歡吃奶冰。」後英國商人又將霜淇淋改製成雪糕。1768 年,荷蘭化學家普利斯特(Joseph Priestley)創造了一種能解渴消暑的「荷蘭水」,也就是現在的汽水。1920 年,美國一名商人成功研製出冰棍。直到現在冷飲成了世界各國人民盛夏消暑的佳品。

九、碳酸飲料無益人體健康

碳酸飲料就是我們俗稱的汽水,是充入二氧化碳氣的飲料。碳酸飲料的口味和類型很多:果味型、果汁型、可樂型、低熱量型和其他碳酸飲料。別看碳酸飲料的口味多樣,但裡面的主要成分都是二氧化碳,所以喝起來才覺得很涼爽。

1. 究竟什麼是合格的碳酸飲料

碳酸飲料在一定條件下充入二氧化碳氣的製品,成品中二氧化碳含量(20℃時體積倍數)不低於 2 倍。按照不同的碳酸飲料類型,其規格也是不一樣的。

- 果味型碳酸飲料是原果汁含量低於 2.5% 的碳酸飲料。
- 果汁型碳酸飲料是原果汁含量不低於 2.5% 的碳酸飲料。
- 低熱量型碳酸飲料其能量不高於 75kJ/100mL。

2. 對哪類人影響更大

現在很多青少年，尤其是小孩子特別偏愛碳酸飲料。碳酸飲料中的糖分對孩子們的牙齒發育很不利。有調查顯示，12 歲的孩子，齒質腐損的機率會增加 59%，而 14 歲孩子齒質腐損的機率會增加 22%。

女孩子不宜飲用。一項研究顯示，汽水會加速骨質流失，引起骨質疏鬆，骨折的機率是不喝汽水者的 5 倍，還會影響正常發育。

孕婦也要慎喝碳酸飲料。前一章提及，因為多數可樂型飲料中都含有較高成分的咖啡因，咖啡因在體內很容易透過胎盤的吸收進入胎兒體內，會危及胎兒的大腦、心臟等器官，同樣會使胎兒造成畸形或先天性疾病。若是女性正處在哺乳期，咖啡因還會能透過乳汁進入嬰兒體內，對嬰兒的成長和發育極其不利。

老年人不宜飲碳酸飲料。碳酸飲料有利尿作用，會使鈣的吸收減少一半。老年人經常飲用含咖啡因的飲料，會加劇體內鈣質的缺乏，引起骨質疏鬆，容易骨折。

3. 喝碳酸飲料有哪些害處

破壞消化系統。大量的二氧化碳在抑制飲料中細菌的同時，對人體內的有益菌也會產生抑制作用，所以消化系統就會受到破壞。特別是年輕人，喜歡喝汽水、喜歡汽水帶來的刺激，但一下喝太多，釋放出的二氧化碳很容易引起腹脹，影響食慾，甚至造成腸胃功能紊亂。

除了含有讓人清爽、刺激的二氧化碳汽泡，碳酸飲料的甜香也是吸引人們飲用的重要原因，這種濃濃的甜味來自甜味劑，也就是飲料含糖量太多。飲料中過多的糖分被人體吸收，產生大量熱量，長期飲用容易肥胖。最重要的是，它會給腎臟帶來很大的負擔，這也是引起糖尿病的隱患之一。本身就患有糖尿病的人，盡量不要飲用。

碳酸飲料中含有防腐劑和抗氧化劑，可能構成致癌的危險。碳酸飲料致癌的原凶是苯（Benzene），那麼苯是什麼呢？苯對人體的侵害是如何造成

的？苯包括苯、甲苯、二甲苯等，是無色具有特殊芳香氣味的氣體，屬芳香精類化合物，是煤焦油蒸餾或石油分解的產物，在常溫下會帶特殊芳香味的無色液體，極易揮發。苯主要是透過呼吸道、皮膚、和消化道進入人體，苯中毒輕者表現為興奮、噁心、頭暈、欣快感（euphoria）、步態不穩、頭痛、嘔吐等，重者會出現意識模糊，由淺昏迷進入深昏迷或出現抽搐，甚至導致呼吸、心跳停止。長期反覆接觸低濃度的苯會引起慢性中毒，主要是對神經系統、造血系統的損害，表現為頭痛、失眠、頭昏、白血球持續減少、血小板減少而出現出血傾向。在英國，食品標準局也對碳酸飲料產生質疑，公布飲料同時含有作為防腐劑的苯甲酸鈉（Sodium benzoate）與作為抗氧化劑的維他命 C 這兩種成分，將可能相互作用而產生有致癌危險的苯。

生活小提示：

專家建議，要根據需求謹慎飲用碳酸飲料。如要選用，要選純果汁的碳酸飲料，相對營養較豐富，有的飲料中還有少量果肉沉澱，能夠適當補充維他命，比較適合年輕人和兒童飲用，但是不能每天喝，或一次性大量飲用。而可樂為代表性的咖啡因碳酸飲料，一般適合成年人偶爾感覺疲勞、精神不濟的時候喝，不太適合兒童。也有人會選擇無糖型的碳酸飲料，認為既喝碳酸飲料也能減少糖分的攝取，一舉兩得，但這些飲料的酸性仍然很強，同樣可能導致齒質腐損。如要飲用，請記得用白開水漱口。

如何選購呢？在選擇碳酸飲料的時候，尤其在夏秋季要選購近期生產的產品，購買時要盡量選擇罐體堅硬不易變形的產品，因為喝不完的飲料，其中的二氧化碳在存放過程會溢出，再次飲用時就會影響口感，容易滋生細菌。特別提醒，購買碳酸飲料一定要到正規賣場購買產品。

以上說了碳酸飲料的壞處，其實碳酸飲料並不是一無是處，近日，英國專家表示，碳酸飲料雖然備受健康飲食提倡者指責，但其實它具有改善人們記憶力的功效。

據英國《每日郵報》報導，英國格拉斯哥加里東大學（Glasgow Caledonian University）的神經學家們發現，每天喝下約兩罐碳酸飲料就能使記憶力提高 1/5。心理學講師利．萊比博士是此項研究的負責人，他說：含的糖分多，能夠給那些苦讀的人帶來好處，同時喝碳酸飲料還有助於預防老年痴呆症的發生。

萊比博士等人做了這樣一個實驗，研究海馬迴的腦部區域。海馬迴主要由灰白質構成，在泛記過程中起主要作用。海馬迴可以產生新的記憶，但是當痴呆症發作時，其功能就會受到影響並減退。有 25 名年齡在 18 歲至 52 歲的志願者參與並接受了此次實驗，實驗使用一系列的記憶力測驗和腦部成像技術來評估，首先志願者喝下含有 21 克糖分的橘子味飲料，相當於一罐可口可樂，然後觀察腦部會做何反應。其次博士讓他們分別記單詞，他發現，當志願者們喝下甜飲料後，其海馬迴活性增強，與沒喝飲料時相比，可以多記住 11% 的單詞。

事實上，足量的二氧化碳在飲料中能產生殺菌、抑菌的作用，還能透過蒸發帶走體內熱量，發揮降溫作用。由此可見，碳酸飲料對人體不是一點好處都沒有。

第九章　水是最好的藥

專家總結喝水的多種好處，如預防心臟和腦部血管堵塞、抗失眠、提高免疫力、抗癌、抗憂鬱等，下面就來一一解答。

一、水能預防心腦血管疾病的發生

每天必須喝足夠的水才能維持體內平衡。多喝水能預防疾病，可以預防心臟病和腦血管疾病。隨著年齡的增長，體內固有水分會逐漸減少，到了老年，細胞內水分會比青年期減少 3 至 4 成，更是心腦病的好發期。中年以後皮膚出現皺紋，也是因為皮膚細胞內水分的減少而導致。

1. 缺水會引起腦中風

現在患有腦部疾病的朋友日益增加，其中一大部分的原因是因為不注重生活細節而導致，尤其中老年人患病機率更是呈現上升趨勢。經過多方研究表示，引起中風的病因是由於喝水量太少，血液過濃引起的。當然中風的原因還有很多，如血管硬化、血栓塞、高血壓、糖尿病等也是引起病變的原因之一。專家還明確表示，攝取水分不足，增加患病率的可能性會更大一些，因此，建議廣大朋友每天要保證攝取足夠的水分，可以預防悲劇的上演。

2. 為什麼缺水會引起腦血管疾病

人用腦過度或是精神過於緊張、面對困難時的承受能力下降，都與腦部缺水有關。大腦中 85％是水，人體中的水不僅能將食物中的能量水解成微小顆粒輸送到人體的各個角落，還能協助溶解氧氣。嚴重的缺氧會引起

中樞神經工作失調、腦水腫、昏迷等症狀，其實腦部的供水量不足很大程度是由於腦部脫水造成的。水分不足，進入體內的氧氣就無法讓水溶解並輸送，從而導致大腦缺氧。

3. 心臟病的病因

心臟病分兩種，一種是先天性心臟病，一種是後天性心臟病。其病因主要是由於血管壁上附著大量的膽固醇，在這種情況下血管很難從血液中吸收養分，時間久就會造成血管硬化或是軟化，也就是我們常說的動脈硬化，還有另一個原因，血液循環過快會衝破血管，造成出血，因此提醒患有心臟病者情緒不要過於激動。

4. 水和心臟病的關係

多年來研究表示，飲水和心血管疾病死亡率有很大關係，和水的硬度更是有與其密不可分的關係，大量的醫學研究已證實了兩者間的相關性。在美國，有 2 位科學家曾做過這樣的調查：在水質各不同的地區，對 4,200名成年人中展開調查，結果他們發現，硬水地區心臟病死亡率低於軟水地區，喝軟水地區的居民患病率和死亡率均高於硬水地區，這項調查還證明，硬水中的鈣和鎂能有效降低心臟病的風險。

生活小提示：

心血管病一般發病在晚上，原因是和白天喝水的多少有直接關係。所以無論正常人還是有心血管病的人，都要注意白天的飲水量，醫學上公認的健康生活理念是：早晨起來要先喝水，不僅對是對身體各項器官工作一夜的補償，也是對它們的一種淨化。

知識連結：

　　飲水除了能滋潤身體，還能稀釋血液、降低血液黏稠度，有效避免心腦血管病患者發生意外，預防心臟病和中風，也能稀釋尿液，使累積了一晚上的毒素排出體內，既沖洗了尿道，也達到預防尿道感染的作用，從而減少結石的產生。

二、水能預防肥胖並能有效減肥？

　　常常有人問到底喝水會不會變胖？喝水能不能減肥？從醫學角度來說，人們肥胖的原因是因為體內脂肪的增加。大家都知道，水分是沒有熱量的，對減肥者來說，多喝水不僅是減肥的法寶，更是重要的養生保健方法。

　　說起肥胖這個詞，首先要釐清肥胖的原因。肥胖有很多種：遺傳、飲食過量、運動不足、激素藥物使用過多、激素分泌失常等原因。而通常我們攝取的熱量過多，無法適時的排出，轉化為脂肪，堆積到皮下組織形成肥胖。在平時不僅要注意飲水，減肥期間，水更是不能缺少，脂肪進行氧化分解需要水，脂肪代謝產物的清理也需要水。

1. 不喝水會導致肥胖

　　攝取大量的熱量後，不喝水會導致肥胖。為什麼這麼說呢？脂肪、蛋白質、和碳水化合物都屬於熱量，一個成年人一天攝取的熱量是一般 2,000 大卡左右，相應的飲水量至少要在 2.5 公升左右，才能將其排解。舉個更簡單的例子說，每攝取 1 克脂肪，就需要 10 克左右的水才能將其充分燃燒掉；每攝取 1 克蛋白質，則需要 7 克左右的水來分解。由此得來，如果無法攝取足夠的水分，這些熱量是不會自動消耗排解掉。只有飲水充足了，這些熱量才會在水的作用下排出體外，達到一定的減肥效果。

2. 喝水能減肥的小迷思

　　有些人聽說喝水可以減肥，就沒有節制的喝，認為喝的越多，排出體外脂肪會越多，從而達到減肥的目的，這種的觀念是錯誤的，如果為了減肥而長期的、大量的喝水，不出一個月就會導致「水中毒」。水中毒是指長期喝過量的水或短時間內大量喝水引起的。初期表現為虛弱無力、心跳加快、黏膜乾燥、皮膚失去彈性等症狀，嚴重時甚至會出現痙攣、意識障礙和昏迷。

　　還有一些人在減肥期，水都不敢多喝，認為自己屬於喝水都會胖的人，美國一位專門研究肥胖的專家指出，在運動減肥期，如果不喝足夠的水，許多人會變得過度肥胖，從而引發肌肉彈性減退、各種臟器官功能下降、體內毒素增加，還會伴有關節和肌肉疼痛，甚至還會導致其他的疾病發生。

3. 水對肥胖者的益處

　　事實證明，現在不少肥胖者減肥成功都與水是分不開的。在減肥期多喝水，不僅使體重恢復了標準，而且健康狀況也得到了改善。為什麼會有如此療效呢？水通過小腸，除了大部分被吸收外，剩餘的部分到了大腸。進入大腸後一部分被腸壁繼續吸收，進入血液裡，別一部分化身成了糞便的稀釋劑，防止便祕，同時還會減少痔瘡的發生。

4. 如何預防肥胖

　　嚴格遵守「早吃好、午吃飽、晚吃少」的飲食習慣，儘管現代人生活忙碌，也要堅持做到以上幾點。

　　堅持晚飯後快步走半個小時以上。要想減肥，必須改掉不愛活動的生活方式，要增加運動，消耗多餘的熱量。但不宜吃過晚飯後立即活動。

　　不吃甜食，糖類會使人發胖。絕大部分食物中都含有糖，那些糖已經保證了你身體的需要，額外食用甜食，會誘發胰腺釋放大量胰島素，促使

葡萄糖轉化成脂肪。

　　吃飯時咀嚼次數要多，進食速度要慢。這樣不僅有利於唾液和胃液對食物進行消化，而且有利於減少進食。

　　減肥還有許多具體的小方法，如食醋、戒飲白酒、不吃零食等，關鍵在於堅持養成生活習慣。

生活小提示：

　　醫學專家認為，人類日常飲食中存在許多能減去體內多餘脂肪的食物，人們可以在享用美味的同時，又能減掉身上多餘的脂肪。脂肪是吃出來的，但合理的吃也會吃掉你的多餘脂肪。下面向大家推薦幾種可以幫助你吃掉體內脂肪食物。

- **香菇**：能明顯降低膽固醇、三酸甘油脂（triglyceride）及低密度脂蛋白（low-density lipoprotein）數量，經常食用，可使身體內高密度脂蛋白（High-density lipoprotein）有相對增加趨勢。
- **番茄**：番茄含有茄紅素、食物纖維及果膠等成分，可降低熱量的攝取，促進腸胃蠕動。
- **冬瓜**：經常食用冬瓜，能去除身體多餘的脂肪和水分，達到減肥的作用。
- **大蒜**：大蒜對減肥很有利。蒜中含有硫，所形成的硫基（sulfhydryl）可以減少血液中的膽固醇和防止血栓形成，有助於增加高密度膽固醇。
- **穀類**：燕麥含有極豐富的亞油酸（Linoleic acid），可防止動脈粥狀硬化（Atherosclerosis）。玉米則含有豐富的鈣、磷、硒和卵磷脂、維他命 E 等，也具有降低膽固醇的作用。
- **海帶**：含豐富的牛磺酸（Taurine）、纖維藻（Ankistrodesmus）類，這些物質可降低血脂及膽汁中的膽固醇，有通便和利尿的功能。
- **葡萄柚**：葡萄柚酸性物質可以幫助消化液增加，促進消化功能，消除疲勞，美化肌膚。葡萄柚含豐富的維他命 C，含糖量少。

- **韭菜**：韭菜除了含鈣、磷、鐵、及糖類、蛋白、維他命 A、維他命 C 外，還含有胡蘿蔔素和大量的纖維素，能增強腸胃蠕動，有很好的通便作用，能有效的排除腸道中過多的脂肪及其毒素。
- **蘋果**：因富含果膠、纖維素、維他命 C 等，有非常好的降脂作用。
- **檸檬**：含較多的檸檬酸，能促進胃液的分泌，促進腸蠕動，利於通便。
- **醋**：醋中富含的胺基酸，可以促進體內脂肪的分解和糖類的新陳代謝。
- **白蘿蔔**：含有芥子油和澱粉酶，有助於消化和脂肪類食物的新陳代謝，防止皮下脂肪的堆積，白蘿蔔也有通氣和促進排便的作用。

其實生活中還有更多適合我們的減少脂肪的食物，熱愛生活的朋友，趕快去發現吧！一定會找到合適自己的健康減肥食品。

知識連結：

美國肥胖研究所專家指出：攝取適量的水是減肥的關鍵，但只有合理的飲水才能達到減肥的效果和目的。為了讓每個人都能更科學的飲水，國際運動醫學研究中心制定了每日攝水量的公式，在不運動的情況下，每公斤體重應飲用 22.83 毫升；如果運動，每公斤飲用水量應增至 28.96 毫升；飲水的最佳時間在早上 10 點到下午 3 點之間為宜，這樣的飲水療法，能得到良好的減肥效果，可使大多數人體型變得勻稱，達到標準體重。還要強調一點，對於那些活動量小，經常坐著的人來說，不要飲用過多的水，因為水分容易滯留體內，不利於代謝，容易發生水腫性肥胖。

三、水能防止各類結石的產生

在人體的泌尿系統中，從上到下都有可能產生結石，水能防止尿中多種晶體鹽沉積。由於水滲透力強、溶解力強、使細胞充分吸收營養時，還能排出代謝廢物，但如果體內水分不足，沒有足夠的水分來清理體內的毒素，代謝物沒能及時的排出體外，造成毒素堆積，那麼細胞的死亡率也會加大，從而產生結石。

各種結石病的病因：

1. **飲用水不乾淨**：尿道結石形成原因很複雜，但和飲食飲水分不開。平時飲用水不乾淨的人，對喝水又吝嗇的人，就易患腎結石。防止酸性尿道結石，平時應以素食蔬菜為主，保持尿液鹼性，有助於結石的溶化和排出。

2. **偏葷喜甜**：甜食過多會促進胰島素分泌，加速膽固醇累積。脂肪和膽固醇攝取過多，易形成膽固醇結石。經常不吃早餐者會使膽酸含量減少，膽汁濃縮，當人體膽汁中膽固醇過於飽和或游離膽紅素（free bilirubin）增多時，分泌過多的醣蛋白（glycoprotein）就如支架一樣，把膽汁中的顆粒物質凝聚在一起也會形成結石。

3. **盲目補鈣**：各類結石日漸增多，盲目補鈣也是其中原因，人體內鈣的丟失是因肝腎膽等臟器的代謝功能失調，或是性激素下降，導致假缺鈣，結果反其道而行，越補結石症狀越重。

4. **體重肥胖者**：體重超過正常標準 15％者，膽結石的發生率比正常人高 5 倍。肥胖者大多活動少，容易產生結石。經多年病例累積證實，20 歲至 30 歲的肥胖女性膽結石的發生率比正常體重的同齡人高 6 倍，60 歲以上的肥胖女性 40％有膽囊疾病和膽結石。原因是肥胖者大多脂肪和膽固醇攝取過多而引起的。

5. **蛔蟲作祟**：形成的主要原因是腸道蛔蟲鑽進膽管，死蛔蟲的屍體或活蛔蟲鑽動對膽道內膜產生的破壞作用，使膽管發炎，發生潰瘍，最終結疤而造成膽道狹窄，膽汁因而流通不暢滯留體內，逐漸形成膽管內結石。

6. **貪吃柿子**：柿子中含單寧和鞣酸，柿皮中所含其成分更高。單寧與胃液結合易凝固集成塊，鞣酸與蛋白質結合易沉澱，吃多了便有形成胃結石。

7. **啤酒與海鮮**：膽結石與吃海鮮時喝啤酒有很大關係。海鮮中含有嘌呤（Purine）和核苷酸（nucleotide）兩種成分，而啤酒則富含維他命 B1 等，維他命 B1 是嘌呤和苷酸分解代謝的催化劑，兩者混合一起食用便會在人體內產生化學作用，使人體血液中尿酸的含量增加，失去平衡，導致尿酸無法及時排出體外，以鈉鹽的形式沉積，從而形成膽結石。

8. **乳汁不暢**：乳房結石多是從乳汁演化而來。產婦在哺乳期受到刺激就會反射性地導致乳管不通，排乳不暢；或因乳房發炎之後使輸乳管道變窄或堵塞，造成乳汁淤結。時間一長，乳汁中水分逐漸被吸收，鈣質逐漸沉積，就形成了乳房結石。

結石病的調理方法：

1. **多喝白開水**：多喝水使尿液得到稀釋，鈣離子和草酸的濃度就會降低，形成不了草酸鈣結石。研究表示，增加 50％的尿量，可使腎結石發生率下降 86％。

2. **合理補鈣腎**：結石患者也需要補鈣。血液呈酸性時，結石容易形成，呈鹼性時，抑制結石形成。缺鈣時血液偏酸性，合理補鈣，使血液偏鹼，有利於抑制結石的形成。

3. **少吃草酸鹽含量高的食物**：含草酸鹽高的食物有番茄、草莓、甜菜、菠菜、巧克力等，過高的草酸鹽攝取也是導致腎結石的主要原因之一。

4. **少吃甜食**：美國科學家最新一項研究結果表示，高糖食品的攝取，會使患腎結石的機會增加，因此要注意少吃甜食。

5. **少吃豆製品**：大豆食品含草酸鹽和磷酸鹽都高，能同腎臟中的鈣融合，形成結石。

6. **睡前慎喝牛奶**：睡眠不好的人，睡前喝杯牛奶有助於睡眠。但在睡眠後，尿量減少、濃縮，尿中各種有形物質增加。容易形成結石。

7. **多食黑木耳**：黑木耳中富含多種礦物質和微量元素，能對各種結石產生強烈的化學反應，使結石溶解排出體外。

8. **過量服用魚肝油**：魚肝油富含維他命 D，有促進腸膜對鈣磷吸收的功能，驟然增加尿液中鈣磷的排泄，勢必產生沉澱，容易形成結石。

生活小提示：

醫學上認為，水具有排毒和潤滑的功效。而人體水代謝又與脾、腎有著密切的關係，泌尿系統出現問題，其實也說明了全身水代謝出現了異常。如果每個人的尿量每天少於 11 毫升時，患有結石的機率就會增大。

知識連結：

1. 如何預防結石

預防結石主要是水分的充足。長時間沒有不攝取水分，會使尿液濃度升高，引發尿道結石形成。容易患有結石的朋友和已經患有結石的朋友，需保證每日的排尿量在 2,000 毫升以上，並且應該盡量減少咖啡、茶、可樂、啤酒的飲用量，因為它們都含有高濃度可溶性草酸，容易形成草酸鈣結石（Calcium oxalate stone）。

2. 什麼水可以預防結石病

供用良好的水，可以保護腎臟和泌尿系統，避免疾病的發生，什麼水可以預防結石病？答案是：磁化水對防治結石更有效，可將全日飲水量分別於晨起、餐間、睡前給予。清晨飲水量可達 500 ～ 1,000 毫升。為了保持夜間尿量，睡前飲水 500 毫升，睡眠中起床排尿後再飲水 300 ～ 500 毫升，餘下水分別於餐間飲用。大量飲水可使小的結石排出，稀釋尿液可防止尿石結晶形成，並能延緩結石增長速度。既不用花大價錢又不用花大把的時間，何樂而不為呢！

3. 飲用水上的迷思

　　有些人害怕水中的鈣、磷等礦物質會形成結石，而選擇飲用蒸餾水，這是完全沒必要的。其實飲用開水何嘗不是另一種好選擇，因為一般水中的礦物質含量和食物中的礦物質含量相對較稀少，而且溶解度也不高，不易形成晶體。而多喝水可以稀釋尿液、保持尿道通暢，從而降低了患有結石的危險，而專家建議礦泉水也適用。

四、水能減少癌症發生率

　　科學研究表示，癌症的發生與人體內部因素和外界環境有著非常密切的關係。內部因素主要是指身體素質，包括年齡、代謝、激素、免疫力等。外部環境主要是指化學、物理、生物等。遺傳也占有很大一部分。

1. 水與癌症的關係

　　那喝水與癌症到底有什麼有關係呢？近來，在多個不同的國家分別做實驗調查，日本醫學家認為，並不是因為癌症導致水紊亂，而是由小分子水紊亂而導致癌症，其原因是與水的硬度有著密切的關係。美國醫學家認為，如果飲水用中含有水溶性固體，癌症的患病率和死亡率也會大大減少。韓國醫學家認為，正常遺傳因數周圍的水，是有保護遺傳因數的作用，而異常遺傳因數周圍的水，表現的十分紊亂。因此，在保護遺傳因數方面，水具有重要的作用。此外，還有一些醫學家發現，飲用含二氧化矽越高的水，患癌症的機率越小，當水是硬水時，癌症的發生率越低。偏鹼性水對癌症和心腦血管病也有很好的預防效果，因為偏鹼性水不會將水管上的重金屬或化學物質溶解到水中。

2. 水對哪種癌症的幫助大

水能加速腸道的蠕動，使腸道內的廢物不滯留在體內，減少癌症的發生。特別是對泌尿系統有關的癌症有很好的幫助，如膀胱癌、腎癌、前列腺癌和腸癌。成年人體內有 8 公尺的腸子具有吸收營養的功能，飲水的同時還能使大腸維持良好的吸收狀態。由此可見，充足的水分對人體的重要性。

3. 預防癌症的途徑

預防癌症的途徑很多，主要來源於養成良好的生活習慣。吸菸和喝酒占癌症死亡率的 30%。菸和酒是酸性物質，長期吸菸喝酒的人，極易導致酸性體質，也容易引發癌症。世界衛生組織預言，如果人們都不再吸菸，5年之後，世界上的癌症將減少 1/3。

不吃過熱、過冷、過鹹、過辣過期及變質的食物，尤其是老年體弱或有某種疾病遺傳基因者，應該適量的吃防癌食品；而加強體育鍛鍊，多運動、多出汗、增強體質，可將體內酸性物質隨汗液排出體外，避免形成酸性體質；也不要過度疲勞，有良好的心態對抗壓力。壓力也是癌症重要的誘因，中醫認為壓力可以導致精神緊張、氣滯血淤、免疫功能下降、體內代謝紊亂、內分泌失調、導致體內酸性物質的累積，引發癌症。

最重要的一點生活要規律，生活習慣不規律的人都會加重體質酸化，容易患癌症。應當養成良好的生活習慣，從而保持弱鹼性體質，使自己各遠離種癌症疾病。

生活小提示：四種口味，讓你輕鬆減少癌症發生率

1. **酸**：酸味水果富含維他命 C，有抗癌作用。優酪乳和酸菜中的乳酸菌能把糖分解為乳酸，抑制大腸內菌類的繁殖，減少毒素的產生，並能吞噬致癌物質，能有效防止結腸癌、直腸癌等。
2. **苦**：科學家認為苦瓜、野菜等苦味食品是維他命 B12 的重要來源。其中的主要成分氰化物（Cyanide）對正常細胞無破壞作用，但對

癌細胞卻有極強的殺傷力，並能抑制癌細胞中的細胞色素氧化酶（cytochrome oxidase）。

3. **淡**：調查表示，胃癌原本死亡率很低，但如果每天吃 10 克到 15 克的鹽，死亡率便會增高。原因是食鹽會刺激胃酸和胃蛋白酶（pepsin）分泌，造成胃黏膜發炎、腫脹、潰瘍、出血、萎縮，容易發生癌變。

4. **生**：科學分析，生的新鮮蔬菜中含有胡蘿蔔素 B，可使患癌的機會減少 1/3，尤其是十字花科的蔬菜裡含有醌（quinone）和酚。醌可沖淡致癌物質並加速其排出體外，酚可阻止癌細胞的代謝。

其實在生活中還有更多的小細節值得注意。少吃多咀嚼，少吃可改變垂體的激素變化，減少乳腺癌發生。多咀嚼可刺激唾液腺分泌，唾液中的酶有很強的抗癌作用，還可以消除食物中的亞硝酸胺（Nitrosamine）、黃麴毒素（aflatoxin）和苯並芘（Benzopyrene）等致癌物質，有效減少食道癌、胃癌、肝癌等癌症的發生率。想讓生活更健康，從小地方做起吧！

知識連結：

人體遺傳基因有 3 萬多個，分別附在 46 條載體上，這 46 載體就是我們常說的染色體。當發生癌變的時候，人體內的 46 條染色體就會發生變化，例如，直腸癌患者的染色體會多達 800 多條，由於染色體紊亂致使細胞分裂增殖失控，於是細胞就發生了病變，形成惡性腫瘤，也就是癌症。雖然癌症被認為是易於突變的基因性疾病，但有些人雖然接觸了有害物質，卻沒發生癌變，充分說明了一點，身體健康的人會比身體弱的人抵抗力要強很多，人體內的因素也有很大的關係。

五、水能增強人體免疫力

　　日常生活中，你有這樣的經歷嗎？你與同事或家人共處染上流感或其他病菌性病毒時，你總是最先逃脫不了病菌的侵襲，這樣的表現足以說明你的免疫系統有多弱。首先來了解一下免疫力，免疫力是人體重要的生理功能，是指身體識別和排除抗原性異物的能力。但免疫力也絕不僅僅是指人是否容易生病的概念，而是人體保持生態平衡的重要基石。

1. 最簡單提高免疫力的方法，適飲健康水。

　　疾病預防專家表示，最簡單提高免疫力的方法就是飲用健康水。水與人體的健康息息相關。部分專家也指出：水是生命之源，健康之本，沒有任何一種物質能像水一樣廣泛參與人體的能量代謝、物質代謝、新陳代謝，參與人體生命活動，提高免疫力最簡單的方法之一就是適量多飲水，如冬春季是呼吸道傳染病、流感、麻疹的多發季節，要注意個人衛生，勤洗手，多通風，多喝水等提高自身免疫力。

2. 什麼水能提高人體免疫力

　　小分子水能更有效提高人體免疫力。小分子水具有六大生理活性，可以減少酸性物質產生，提高人體免疫力，啟動細胞功能，消除酸化體質，改善多種慢性病。

- **含氧量高**：小分子水的攜氧比例高，利於營養物質在細胞內氧化代謝，減少酸性廢棄物產生。
- **富含鈣離子**：鹼性小分子水中的鈣離子，因被電解分離，始終在找酸根結合，所以容易被吸收，能把體內的有害酸性物中和，溶解力強，能一併帶走新舊廢物，幫助排泄。
- **負電位**：酸性食品的 pH 值較低，多為正電位；鹼性食物 pH 值較高，為負電位。小分子水對身體正常代謝十分有益，可清除體內過多的自由

基，提高人體的免疫能力。

- **六角形**：小分子水的水分子團由 5～7 個水分子組成，直徑較小，滲透快。
- **pH 值平衡**：正常人體的體液、血液在 7.35～7.45 左右呈弱鹼性。小分子水呈弱鹼性能夠中和體內有害酸性代謝產物，排泄有害物質，使體液處於正常 pH 值範圍內，達到預防和保健效果。
- **活性強**：自來水經過淨化後，水分子團原有分子間結構發生改變。因為水分子團的分子數和直徑較小，約是普通水的一半左右，能很快循環滲透到身體的各個部位，有利於排出有害物質。

生活小提示：

　　運動、營養、免疫之間有著複雜且相互的關係，增強運動能力，透過營養膳食來維持身體健康，進而增強身體的免疫力，最重要的就是營養充足及均衡。現在大部分人吃東西，首先考慮是方不方便、吃不吃得飽、好不好吃為優先，常常忽略營養的均衡。下面就教大家幾招要吃出健康的小常識，運用營養來調節身體的免疫狀況。

1. **均衡飲食**：如果人出現酗酒、精神緊張或飲食不均衡等情況，會使人的抗病能力減弱。要糾正這種失衡，可以利用優酪乳中的益生菌來達到平衡。
2. **多飲開水**：研究證明，白開水能使鼻腔和口腔內的黏膜保持溼潤，對人體的新陳代謝有著理想的作用。水透過細胞膜而被身體吸收，使人體器官中的乳酸脫氫酶（Lactate dehydrogenase）活力增強，從而有效提高人體的抗病能力和免疫能力，還能使人感覺清新，充滿活力。
3. **科學家發現經常喝茶也能增強免疫力**：茶葉中含有一種名叫茶胺酸的化學物質。它能夠調動人體的免疫細胞去抵禦各類細菌、真菌和病毒，可以使人體抵擋感染的能力提高 5 倍以上。
4. **吃些動物肝臟**：動物肝臟含有葉酸、鐵、鋅、硒、鎂、鐵、銅，以及維他命 B6、B12 等，這些物質有助於增強免疫功能。
5. **適當飲用紅酒**：大部分酒精飲料會對人體的免疫系統產生抑制作用，

但紅酒恰恰相反，它含有的抗氧化物質對增強免疫功能很大好處，而且還有利於保護心臟。

6. **適當補充鐵質**：鐵可以增強免疫力。但鐵質攝取量過多對身體有害無益，因此，每天攝取鐵不得超過 45 毫克。

7. **多吃海鮮**：海鮮中含有豐富的鐵、鋅、鎂、硒、銅等，經常食用可以促進免疫功能。

8. **適量攝取麥麩**：麥麩含有鎂、鋅、碘等增強免疫力的物質，不過食用時要注意，須將麥麩摻入穀物和烘烤食品中。

知識連結：

　　身體免疫力是身體對外界各種傳染病的抵抗力。如果身體具有很強的免疫力，就能抵擋住各種病菌的入侵。人體內缺乏微量元素和維他命時，也造成免疫力低下，如：缺乏微量元素鋅時會使淋巴組織萎縮，皮膚過敏反應能力下降；缺鐵對破傷風、皰疹性病毒等抗擊反應力弱；缺乏維他命 C 會使吞噬細胞的行動遲緩或殺菌能力下降，缺乏維他命 E 會使抗體合成下降。因而每個人都要根據自己的生活，成長及生理需要，適時、適量的補充身體所需要的營養成分。

1. **維他命 A**：攝取足夠的維他命 A，能夠增強免疫細胞的活力，提高免疫細胞的數量。維他命 A 和細胞的完整性有關，能夠幫助細胞對抗氧化。

2. **維他命 B 群及礦物質**：維他命 B 與體內的抗體、白血球和補體的產生有關。因此免疫力較弱的人可以多攝取牛奶、新鮮的肉類、綠葉蔬菜、全穀類食物，增強自體免疫力。例外，礦物質也是影響人體免疫力的重要角色之一。

3. **維他命 C**：維他命 C 有增強免疫系統的作用，並且增加白血球吞噬細菌的能力，以及增強胸腺及淋巴球的能力，幫助人體增強抵抗力及提升血液中干擾素（Interferon）的含量，是有效的抗氧化物，可抵抗破壞性分子，是增強免疫力的維他命之一。提升免疫力的良好食

物有蔬菜、水果，例如：蘋果、檸檬、柳橙等。

4. **維他命 E**：維他命 E 又被稱為自由基的剋星，同時也可促進抗體產生，具有抗氧化作用，增強免疫細胞的作用。一般豆類、蔬果、植物油、小麥胚芽、核果類等食物中有較多含量的維他命 E。

六、水能補足血清，減少憂鬱

　　憂鬱症導致人在一段時間內感覺憂愁、無助、絕望。治療方法通常是以服用適當的抗憂鬱劑為主。有時這些藥物會導致脫水，這意味著他們需要攝取大量的水。吃健康的食物與鍛鍊身體，是個很好的健康方法。與此同時還要戒掉酒和咖啡，這些不僅會導致脫水，還會對藥物的作用產生抗性。說到藥物，抗憂鬱劑的一個主要的副作用之一是便祕，使身體保持水分充足是讓你感覺舒適的關鍵。

　　身體缺水時，大腦就會產生消極和壓抑的情緒。當身體脫水時，會消耗很多抗氧化劑來消除身體的廢物和毒素，如清除大腦產生的褪黑激素（melatonin）、吲哚乙酸（indoleacetic acid）都需要色胺酸（Tryptophan 胺基酸之一）幫忙；分泌腎上激素、多巴胺、去除腎上素。這些胺基酸的缺失後，人就會覺得做什麼都提不起精神來，四肢無力，情緒緊張。

　　很多人都有過情緒緊張、憂鬱症、焦慮這三種不同的症狀。這三種症狀有時候是壓力導致，治療這些情緒上的問題有很多方法，例如休息、鍛鍊、瑜伽等等。然而，你知道水也可以幫忙嗎？現在讓我們來看看更多水幫助我們的途徑。

　　焦慮症有幾種類型，最普遍的是泛焦慮症（GAD）。含咖啡因的飲料會加劇焦慮。用水代替蘇打水，茶和咖啡是很好的選擇。根據健康網站介紹，水是很好的「焦慮症滅火器」。當身體脫水，身體內部會焦慮和緊張，我們的細胞可以在分子水準上感覺到，他們將這個情況傳送給潛意識，微妙的焦慮或是威脅生命。關鍵是每天喝 8 杯水來平衡液體的缺乏。單獨只用

水無法治癒泛焦慮症以及其他症狀。但是他可以使這種緊張平緩下來。另一點小提示，很多草藥添加物，可以放在水中使緊張的情緒鎮定下來。

　　撇開喝水不談，水治療法對情緒緊張和焦慮症也有鎮靜療效。洗一個有藥物添加的熱水澡可以讓你的身體和精神感覺不錯。聽起來像是無稽之談，但是熱水可以使緊張的肌肉放鬆，添加物同樣也有這種效果，有鎮定作用的藥物和安靜的時間可以讓神經解脫，將擔憂趕跑！

生活小提示：

　　減壓排憂最理想的飲水是溫開水、淡茶水、冷開水。溫開水一定要在自然狀態下冷卻到 20℃～ 30℃時，這是因為溶於其中的氯氣會減少一半，而對人體有益的微量元素卻沒有減少，這時水與細胞內水的化學特徵相似，易被人體吸收。而冷開水具有活性，易通過細胞膜，增加血紅素量，改善免疫功能，常飲冷開水的人不易感到疲勞。

知識連結：

　　人體中含有腺苷蛋氨酸（adenosyl methionine），這種物質在大腦組織中的作用尤為重要，它可以讓大腦興奮，抵抗憂鬱症。我們知道，體液的主要成分是水，如果體外補充的水分達不到體內所需的量，體內的水含量就會失衡，從而導致腺苷蛋胺酸生成量不足，一旦水的缺失無法為大腦輸送和生成它所需的能量，腺苷蛋胺酸就會減少，憂鬱也隨之而來。所以科學家們認為，抵禦憂鬱的最好方法就是喝足量的水，保證細胞內外液的平衡，並且快速分解醣類轉化成大腦所需的能量，然後透過能量的代謝生成腺苷蛋胺酸，從而產生抵禦憂鬱的化學物質。

　　在大腦有很重要的物質「組織胺」（Histamine），是神經傳遞物，負責管理人體的水分和營養物質分配，包括生成乾渴感和管理人體各部

分水分消耗。

　　人體的脫水程度越嚴重，組織胺就越容易取代水分的生理功能。在細胞缺乏水分時，組織胺就會自然成為能量管理物質。如果大腦長期缺水，不得不依賴組織胺的作用，就會導致功能紊亂，這也就是憂鬱症的形成機制。

　　大腦中還有另一種重要的物質「色胺酸」（Tryptophan），色胺酸在大腦對身體感覺和生理功能的控制中有著關鍵作用。嚴重飢餓、脫水和缺乏鍛煉鍛鍊時，血液中其他物質的濃度就會上升，從而搶占輸送系統的可利用空間，使大腦的色氨酸色胺酸供應減少。而血清素（Serotonin）是人體許多生理調控機制的必需物質，缺乏血清素也是憂鬱症患者的主要特徵之一。如果長期脫水和缺乏鍛鍊，大腦分泌血清素的能力就會下降，也會產生憂鬱症。

七、水能改善睡眠

　　睡眠和覺醒是人正常的生理過程，但卻不是受人為能力自主控制的，它不像人體的某些活動可以按自己的意願行動。失眠的原因主要是缺水造成的，為什麼這麼說呢？大家都知道大腦裡占水的比例是最多的，而睡眠恰恰是由大腦來控制的，當身體某些部位缺水時，腦部會處於紊亂的狀態，也就無法更好的掌控睡眠，失眠也就由此而來。

　　然而在都市生活中，睡眠品質不高和失眠的人越來越多，主要是因生活節奏過快，不少人養成了吸菸、飲酒、長期無規律的夜生活來排解這種壓力，時間久了，失眠自然也就來了。另外，加班的工作、疾病、飲食習慣，都和睡眠脫不了關係。臨床營養學家也指出，導致睡眠障礙的原因並不是單一的，飲食也占有一部分，某些食物能夠達到安眠的作用。那麼，究竟晚上吃什麼有利於睡眠，而哪些食物會讓你夜不能寐呢？

1. 牛奶：對於體虛而導致神經衰弱的人，牛奶的安眠作用更為明顯。牛奶

中含有兩種催眠物質：一種是色胺酸，能促進大腦神經細胞分泌出使人昏昏欲睡的神經傳遞物（neurotransmitter）；另一種是對生理功能具有調節作用的肽類 「類鴉片肽」（opioid peptide），可以和中樞神經結合，發揮類似鴉片的麻醉、鎮痛作用，讓人感到全身舒適，有利解除疲勞並入睡。

2. **蜂蜜、大棗、醋和全麥麵包也是有助於睡眠的食物**：中醫認為，蜂蜜有補中益氣、安五臟的功效，要想睡得好，臨睡前喝一杯蜂蜜水可以達到一定的作用；大棗中含有豐富的蛋白質、維他命 C、鈣、磷、鐵等營養成分，有補脾安神的作用；醋中含有多種胺基酸和有機酸，消除疲勞的作用非常明顯，也可以幫助睡眠；全麥麵包中含有豐富的維他命 B，具有維持神經系統健康、消除煩躁不安、促進睡眠的作用。

3. **葵花子**：葵花子含多種胺基酸和維他命，可調節新陳代謝，改善腦細胞機能，達到鎮靜安神的作用。還可以促進消化液分泌，幫助睡眠。

4. **小米**：在所有穀物中，小米含色胺酸最為豐富。小米還含有大量澱粉，吃後容易讓人產生飽足感，可以促進胰島素的分泌，增加進入腦內的色胺酸數量。

5. **核桃**：在臨床上，核桃被證明可以改善睡眠品質，因此常用來治療神經衰弱、失眠、健忘、多夢等症狀。可以核桃搭配黑芝麻，搗成糊狀，睡前服用效果非常明顯。

　　晚餐吃辛辣食物也是影響睡眠的重要原因。大蒜、辣椒、洋蔥等會造成胃中有灼燒感和消化不良，進而影響睡眠。除此以外，晚餐多吃油膩的食物也會影響睡眠品質，油膩食物會加重肝、腸、胃、膽和胰臟的工作負擔，刺激神經中樞，讓神經中樞一直處於工作狀態，從而影響到失眠。

　　還有就是大家常喝的咖啡了，含咖啡因的食物具利尿作用，但也會刺激神經系統，導致失眠。還有些食物在消化過程中會產生較多的氣體，從而產生腹脹感，妨礙正常睡眠，如豆類、大白菜、洋蔥、玉米、香蕉等。

生活小提示：

　　有些人無法改善失眠帶來的困擾，於是選擇用安眠藥催促自己進入睡眠狀態，這種做法是不正確的，一般安眠藥的毒性都很大，在藥物過入體內，再到血液，經過肝臟這一過程裡，肝臟會產生分解安眠藥的酶。安眠藥吃多了，酶分解的速度就越快，以致小量的服用沒有作用，因此加大藥量，從而形成依賴性，對人體危害大增。

　　還有人認為睡前飲少量的酒可以促進睡眠，但最近的研究證明，這種辦法雖然可以讓人很快入睡，卻是不可靠的，因為這種睡眠狀況一直停留在淺睡期，很難進入熟睡期。這就是為什麼靠飲酒進入睡眠狀態的人，醒來後仍會有疲乏的感的原因。在這裡建議睡眠狀態不佳的朋友，要想達到好的睡眠品質，一定要選擇合理的方法。

知識連結：

　　遇到失眠問題的時候，一定要以平和自然的心態去對待，過於緊張反而適得其反。

　　推薦幾種改善睡眠的可行性措施：

1. **選一款最適合你的床具**：現在有很多新型的床具出現，床墊的調節功能也很齊全，無論哪種睡姿，身體各個部位都能得到均衡的承托力，幫助你在睡眠時放鬆身體。
2. **裸睡**：裸睡時肌肉能有效放鬆。沒有了衣服的隔絕，皮膚有通透之感，促進新陳代謝，增加皮脂腺和汗腺的分泌，有利皮脂排泄和再生。睡衣無論怎樣寬鬆，總會在翻身時把你裹緊，沒有衣服束縛，身體自然放鬆，血流通暢，有助進入深層睡眠狀態。
3. **保持身體溫度**：晚飯後約一個半小時入浴或睡前泡腳，使身體在溫暖狀態下進入深睡，睡眠品質可以顯著改善。據研究，能否迅速入睡與被窩溫度也有非常密切的關係，被窩在 32℃～ 34℃時最容易入睡。建議選一床加大的雙人被，保證你的被窩一夜都溫暖舒適。

4. **隔音窗簾**：隔音窗簾是由美國研製生產出的新式窗簾，它是由一系列長條隔音薄片組成的，從窗簾的一面到另一面，能夠形成連續吸音通道，可以有效隔音。聽覺敏感的人不妨試一試。

八、水有利於通便

便祕是人們生活中常見的症狀，有人常常認為無關緊要，可能是最近上火引起的，過幾天自然也就好了，時間久了腸道累積的雜質多，便祕也就不再只是常例，而是一種病。調查發現，現在 80％的人都有便祕困擾，在美國每年有 250 萬人去醫院治療便祕，用於支付便祕的費用高達 800 萬美金之多。雖然便祕任何年齡段都有可能患病，65 歲以上的族群更容易發生惡性病變。

1. 水與便祕的關係

水能將營養和被身體吸收的殘留物從體內排出，如果身體裡沒有足夠的水，或是補水不及時，本應排出體外的廢物就會在體內長時間的逗留，變成有害物質。而排便時會向身體借水，這時體內的水分已經不足，就會促使大便更加乾燥，導致排便困難。

2. 便祕常見的症狀

便祕是指排便不暢、費力、困難、糞便乾結或排便次數太少。在正常的情況下，人每天排便的次數大多 1～3 次。而患有排便的人每週才 3 次，嚴重者長達 2 到 4 週才排便 1 次。還有人每日排便次數很多，但排便困難，每次排便時間可長達 30 分鐘以上，糞便硬如羊糞，且數量極少。從醫學角度來看，便祕不是具體的疾病，而是多種疾病的症狀，常會受到食物種類以及環境的影響。

便祕可以用食補來緩解嗎？吃什麼好呢？在此提出以下幾點建議：

5. 對體虛者來說，每天選用十克肉蓯蓉或當歸泡水代茶飲可以有效解決血虛便祕的問題，從改善人體器官的血液循環狀況下手，而不是靠「瀉」來提高腸道功能。

6. 盡量少用有輕瀉作用的清理腸道藥，時間久了大腸的自身功能會退化而形成依賴性，形成惡性循環，尤其是年輕人更要注意這一點。

7. 纖維食物可以刺激腸道蠕動，利於排便。如燕麥、韭菜或乾筍，甚至細麥麩等食物可以適當多吃一些。這種透過調整飲食結構來解決便祕的方法，可以調節和加強自身腸道的蠕動功能，也沒有什麼副作用和其他的不良影響，適當的運動對解決便祕問題也有效果。

生活小提示：

當排便不順的時候，香蕉似乎成了很多人的首選，既是好吃的水果又不是苦藥。中醫認為香蕉性味微澀，具有清熱止喝、降壓利尿、潤腸通便的作用，對口渴及便祕都有很好的緩解功效，但對於那些脾胃虛的人，食用香蕉會適得其反。和香蕉比起來西瓜似乎更為合適一些，西瓜含水量大，尤其是在夏天，能消暑、利尿、還能提神。

切勿濫用瀉藥。一旦發生便祕，尤其是比較嚴重、持續時間較長的便祕，這樣的患者應及時到醫院檢查，及時、正確、有效的查找引起便祕的原因，以免延誤治療。

便祕還會因為一些處方藥和非處方藥的副作用引起。像補鈣劑、補鐵、維他命類的藥物，在有便祕的情況下，都要在醫生的叮囑下慎用，還有一部分降血壓藥、抗精神失常藥、抗憂鬱藥、利尿藥、麻醉鎮痛藥，這些都在慎用範圍內。

我們一再強調水是身體的潤滑劑，具有排毒、潤腸、軟化乾燥大便的功效。而大腸作為糞便排泄的主要通道，必須在身體水分充足的情況下完成，這也就展現了水對便祕的重要性，保證每天 8 杯水，新鮮的果汁也有不錯的功效哦！

知識連結：

便祕雖不是什麼大病，但卻十分痛苦，且會導致併發症。特別對高血壓、冠心病人來說，排便時突發腦血管意外，冠心病加重，甚至死亡，聽起來是不是十分可怕，那除此之外便祕還會帶來哪些我們意想不到的危害呢？一起來一一揭曉便祕帶來的隱患

1. 便祕對女性的影響比較大，可能引起乳腺癌

為什以可以引起乳腺癌呢？加拿大多倫多癌症研究所專家發現，便祕者的糞便中存在一種突變原（Mutagen）。這種突變原與目前已知的幾種癌物質相似，這些致突變原經腸道吸收後，再經血液循環進入人體的乳腺組織，這也就加大了乳腺癌的發生率。

便祕還會因為直腸內糞便過度充盈，使子宮頸被向前推移，而子宮體向後傾斜。如果長時間反覆發生子宮後傾，闊韌帶（broad ligament of uterus）內的靜脈就會受壓而不暢通。因此子宮壁充血，並且失去彈性，進而使子宮長久在後傾位置，發生骶部疼痛、腰痛、月經紊亂，經期肛門墜脹（Anal pendant expansion）等。

2. 便祕會讓皮膚中毒

便祕會使食物在大腸中停留的時間過長，產生大量的毒性物質，如硫化氫、氨、吲哚（indole）等，由於這些物質無法及時排出，「毒氣」便向經由皮膚的途徑排泄，就會出現痤瘡、雀斑、黑斑等症狀，不但會使皮膚衰老，還會影響美容，所以預防和治療便祕也是美容之道。

3. 便祕會讓人憂鬱

目前有大學發表調查資料，有30％的便祕者患有憂鬱症。長期便祕會導致患者焦躁不安、憂鬱、精神緊張、孤僻等現象。嚴重的還會誘發憂鬱症，神經性厭食等精神性障礙。

4. 降低性生活品質

醫生表示，慢性便祕與性功能障礙也有一定關聯，影響性生活的根源主要是人體排便反射的原理。刺激人體排便的排便中樞位於骶髓，有慢性便祕的人排便中樞不通暢，不僅直接影響到了直腸，也影響到了周圍的肌肉群，而這些肌肉群恰好又與男性和女性的生殖器官有著十分密切的關係。所以當遇到性功能下降時，就一定要留意是否有便祕的發生。

九、水能加強胰島素的分泌

胰臟位於胃的後方，約重 65 到 70 克，是人體重要的器官，由內分泌部和外分泌部和兩個部分組成，內分泌部位於外分泌的腺泡之間，由大小不同的腺泡組織團組成，這種腺團稱之為胰島；外分泌部則是由腺泡和導管兩部分組成。胰液就是腺細胞分泌的，主要是為小腸各種消化酶提供適宜的弱鹼性環境。胰腺中胰島總數約有 100 萬到 200 萬個。

1. 胰島素有什麼作用？

胰島素（Insulin）主要作用在肝臟、肌肉及脂肪組織，控制著糖、蛋白質、脂肪三大營養物質的代謝和儲存。對醣代謝的影響，能加速葡萄糖的利用和抑制葡萄糖的生成，即讓血糖的去路增加而來源減少；對脂肪代謝的影響，促進脂肪的合成和儲存，抑制脂肪的分解；對脂肪代謝的影響，促進脂肪的合成和儲存，抑制脂肪的分解。胰島素可促進鉀離子和鎂離子穿過細胞膜進入細胞內，可促進去氧核糖核酸、核糖核酸及三磷酸腺苷（adenosine triphosphate）的合成。

2. 飲用胰島素的七大迷思：

1. **第2型糖尿病患者，不必打胰島素**：糖尿病一般分為第1型和第2型兩種。通常把第1型糖尿病稱為胰島素依賴型糖尿病，這類病人必須應用胰島素治療；而第2型糖尿病又稱為非胰島素依賴型糖尿病，這類病人在治療時大多用口服降血糖藥物。但在臨床工作中，不少第2型糖尿病人只有使用胰島素才能較滿意地控制病情。而許多病人及其家屬對這類糖尿病使用胰島素顧慮重重，他們最為擔心是怕用了胰島素會產生依賴性，但這種擔心是完全不必要的，其實第2型糖尿病病人使用胰島素是有益處的，它可使血糖濃度得到有效的控制，消除高血糖所致的「葡萄糖毒性作用」（抑制胰島素分泌與增加胰島素阻抗），有利於自身胰島功能的恢復，並能增加葡萄糖的吸收和利用，改善脂肪代謝異常，防止動脈粥狀硬化，從而降低心腦血管病的併發症。

2. **胰島素治療費用昂貴**：很多人以為胰島素治療需住院觀察，費用很高。對於血糖長期控制不良的第2型糖尿病患者，若改用胰島素治療，加上注射器等總費用可能比口服降血糖藥費用還要少，當然使用劑量應根據每位病人的實際情況而定。

3. **用胰島素副作用大**：在臨床治療的過程中，多數類似的副作用是可以透過正確使用胰島素來避免，例如低血糖反應，透過調節劑量、按時用餐就可以輕鬆避免；皮下脂肪營養不良或出現硬塊，形成的原因是由於長期使用非純化胰島素，或長期在一個部位注射而造成，可改用基因重組胰島素或每次改變注射部位等方法來避免；胰島素過敏，也可透過基因重組胰島素來避免。總之，在目前的糖尿病治療手段中，可以說胰島素治療是最有效，也是副作用最小的方法。而且胰島素還可以避免許多口服降血糖藥的副作用，例如：消化道反應、肝腎功能損害等。

4. **胰島素注射非常不方便**：為了使患者達到良好的治療目的，又要減輕注射給他們帶來的不適感，研究者研製出多種劑型的基因重組胰島素產品及其配套的注射產品。注射筆、注射針方便患者攜帶和自我送藥。不僅操作簡便、刻度精確、安全可靠，而且採用了世界上最細的針頭，達到幾乎無痛的效果。

5. **用胰島素會有依賴性**：打胰島素上癮後就再也戒不掉，其實這是錯誤的觀念，更是毫無科學依據。注射胰島素只是一種透過補充外源性胰島素來控制血糖的臨床治療手段，就像體內缺少維他命，我們補充維他命來達到治療和保健的目的。

生活小提示：

正確的用法用量：

第 1 型糖尿病患者每日胰島素需用總量多介於每公斤體重 0.5 ～ 1 單位，根據血糖監測結果調整。第 2 型糖尿病患者每日總量變化較大，在無急性併發症情況下，敏感者每日僅需 5 ～ 10 單位，一般約 20 單位。在有急性併發症感染、創傷、手術等情況下，對第 1 型及第 2 型糖尿病患者，應每 4 ～ 6 小時注射一次，劑量根據病情變化及血糖監測結果調整。

皮下注射一般每日 3 次，餐前 15 ～ 30 分鐘注射，必要時睡前加注 1 次小量。劑量根據病情、血糖、尿糖由小劑量視體重等因素每次 2 ～ 4 單位開始，肥胖對胰島素敏感性較差者需要量可明顯增加，視情況逐步調整。

知識連結：

哪些因素影響胰島素的分泌？體內胰島素的分泌主要受以下因素影響：

1. 血糖濃度是影響胰島素分泌的最重要因素。口服或靜脈注射葡萄糖後，胰島素釋放呈均相反應（Homogeneous Reaction）（即只在一相（氣相、液相或固相）內發生的化學反應）。第一種是靜脈血漿中胰島素在 2 分鐘內即達到最高值，隨即迅速下降；第二種是 10 分鐘後血漿胰島素水準又逐漸上升，一直延續 1 小時以上。前者顯示葡萄糖促使儲存的胰島素釋放，後者顯示胰島素的合成。

2. 用餐後腸胃道激素增加，可促進胰島素分泌如胰泌素（secretin）、胃泌素（Gastrin）、抑胃肽（gastric inhibitory polypeptide）、血管活性腸肽（Vasoactive intestinal peptide）都刺激胰島素分泌。

3. **神經會影響胰島素分泌**：迷走神經興奮時促進胰島素分泌，交感神經興奮時則抑制胰島素分泌。

4. **服用過多含蛋白質的食物**：食用含蛋白質較多的食物後，血液中胺基酸濃度升高，胰島素分泌也增加。

十、水能防治風溼性關節炎的發生

中醫學稱關節炎為痺症。痺症又分為風、寒、溼、熱四類，而關節疼痛只是其中一種症狀。風溼性關節炎、類風溼性關節炎、痛風性關節炎、骨關節炎都是關節疼痛的症狀。缺水可能引起關節病痛，如背痛、腰痛、頸椎痛、關節疼、骨關節炎。人體在每分每秒裡都有細胞在死亡。死亡細胞的工作必須要有新生成的細胞來接替其工作，而水直接參與細胞的生成和代謝的全過程，可以說沒有水，細胞幾乎不能自主生成。

有許多人誤以為關節炎與氣候和工作環境有很大關係，其實這只是其中的一部分而已，主要導致這些疼痛的真正原因，是關節軟骨表面缺水引起的。關節軟骨水含量很高，水就是帶動所有韌帶運轉的原動力，沒有水的潤滑，整個關節就會停止運轉，再久一點後果可能不堪設想。

軟骨是活性組織，軟骨細胞生活在鹼性的環境下，關節要想擁有鹼性環境，就得有充足的水分及適量的鹽分，以保證能隨時清除流經軟骨的酸性物質。關節一旦缺水，關節軟骨就會因關節液的潤滑處黏稠，而過度磨損關節，流經關節的酸性物質和毒素也無法及時的排出，關節就會發炎，疼痛，甚至因關節結構變性而使關節變形或壞死。

鈣對生命有著決定性的影響，它參與了人體的各個關節的生理和生化過程，人的一生都離不開它。因為支撐人體正常行走的骨骼，是由大量的

鈣質累積而成的，鈣的流失會使人易感到疲勞，易骨折，更嚴重的可能會發生癱瘓。

　　人體吸收的鈣都是透過水的電解轉化成骨頭能接受的物質存起來，以便滿足骨細胞的生成和代謝的需要。人在發育、成長、衰老的過程中都需要補充大量的營養，這些營養中不可缺少的就是鈣。人類補鈣，主要有兩大來源，一是食補，二就是水了，醫學表示喝生水可以補鈣，除了純淨水、蒸餾水外，一般水中都含有一定數量的鈣離子，例如含鈣高礦泉水，每公升可以達 400 毫克。

生活小提示：

　　現在社會中腰酸背痛的人越來越多，不管是從事重體力活的工人，坐在辦公室的上班族，還是做家事的主婦，都成為了腰酸背痛族。要改善腰酸背痛的毛病，除了培養正確的坐姿、多運動外，多喝水也是有益處的。放鬆心情，坐下來喝杯水，再稍微的活動一下關節，可以使緊繃的肌肉得到舒緩。

　　還要提醒大家，有關節炎或痛風的人盡量不要喝啤酒，啤酒含有嘌呤（尿酸是嘌呤在人體氧化代謝後的產物），而酒精是高熱量飲品，過多飲用啤酒，體內會產生大量乳酸，阻止尿液的排出，導致熱量過盛，尿酸增加。

知識連結：

　　關節炎的發病機理至今不明，有以下幾種說法：

1. 在正常情況下，壓力均勻分布，軟骨下骨質應該為相同的厚度。如果髖關節有髖臼（acetabulum）發育不良，出現離心性偏斜，這時在髖臼的外側部分將因骨質增生而顯得骨密度增高。男性的繼發於兒童時期輕型的骨骺滑脫或骨骺炎，女性的繼發於輕度的髖臼發育

不良。

2. 以往診斷原發性骨關節炎者較多，但目前有些醫生認為 90％以上的原發性骨關節炎者都是繼發的。大多數人認為骨關節炎最初的病理變化為軟骨的基質內缺乏肝醣和膠原蛋白，接著淺層的軟骨細胞數量減少，使關節軟骨鬆掛在關節腔內，承受不起對應力，容易發生折斷。

3. 骨內高壓所致。首先研究骨內血液動力學變化，發現髖關節骨關節炎者，骨頭內動脈與靜脈的通路阻斷，靜脈回流不足，這種骨內高壓是引起疼痛的主要原因；還有另一方面原因，有醫生認為由於骨內壓力分布的不均勻，使某些區域承受過多的對應力，而某一些區域卻又對應力不足，容易發生軟骨變性，最終引發病症。

4. 任何因素使關節表面面積減少，會使單位面積負重量增加。以髖部為例，髖關節承受著 3 ～ 4 倍體重的力，這個力是體重與髖部外展肌群（Hip Abductor）的垂直合力。髖關節骨關節炎多見於 50 歲以上的病人，男性偏多。

十一、水能緩解各種疼痛和病變

疼痛雖然它是保護身體的信號，但劇烈和長期的疼痛會影響到人體各器官系統的功能，如引起睡眠障礙、血壓升高、消化功能受抑制、心率加快、呼吸急促、神經功能紊亂、關節功能下降和心理障礙等。而有些慢性疼痛的病人常常長期輾轉各家醫院，卻還得不到有效的治療，為此也影響生活、學習和工作，特別是一些晚期癌症病人，總是因為不立即止痛而痛不欲生，甚至產生自殺想法。疼痛不僅是醫學問題，還是社會問題。水能達到一定的緩解病痛的作用，一起來深究其中的奧祕吧！

缺水到底會引發哪些疼痛？水與之又有何關係呢？

1. 缺水引起消化性疼痛

　　正常的水量能使酶分泌，如果沒有及時的供應適量的水，食物的消化會讓人覺得非常痛苦，胃酸容易上湧，讓人產生心熱的感覺。相反地，人體水分一直在正常狀態下，消化也會暢通無阻了。

2. 過敏或氣喘

　　過敏醫學上解釋為身體被原物質致敏後，再次受到同一抗原體物質刺激，所產生的異常或病理性免疫反應。在過敏過程中，過敏介質有直接的作用，自由基氧化破壞嗜鹼性細胞（basophilic cell），使細胞受損迫使免疫力下降，過敏症也就因此形成。

　　其實過敏和體內的神經傳遞素有關。組織胺（Histamine）是由組胺酸（Histidine）而形成的。組胺酸是以無活性的結合型存在於肥大腸和嗜鹼性細胞的顆粒中，當身體受到刺激或發生過敏時，這些細胞釋放出了組胺酸。而當水分平衡時，組胺酸會發揮自己的作用，能適當的進行調節。

3. 闌尾炎與假性闌尾炎

　　闌尾炎分急性和慢性的兩種，也是常見的外科病症。症狀為長期的右下腹疼痛或是偶爾的右下腹疼痛，或是臍部周圍疼痛，不固定的分散痛。這些疼痛也為我們的身體敲響了警鐘，這時我們就要借助水的功能，將藥物電解成身體能夠吸收的成分，達到減輕疼痛的效果。

4. 高膽固醇血壓

　　膽固醇是一種脂性化學物，是人體內細胞膜的重要組成部分，在體內發揮著重要影響。但如果含量過高，就會危害健康。過高的原因主要是由於人攝取過多的高脂肪食物有關，但也有少數是遺傳因素所致。只有讓體內過多的膽固醇及時排出，才不會影響人體的健康。而這一切也與水有關連。在前面提到過，水是電解蛋白質的主要物質，也是化解體內脂肪的重

要物質，適時、適量的喝水，身體內才不會有過多的膽固醇堆積。

生活小提示：

用力呼吸會使呼吸道乾燥，會引發咳嗽、痰液濃稠、或有種有痰咳不出的感覺，這時不即時補水，會形成惡性循環，如果這時能喝上一杯溫開水，會使體內的流失的水分補回來，同時可以緩解症狀，維持呼吸道的溼潤，減少痰液。

知識連結：對於疼痛的幾種治療方式

1. 外界手段的方法來治療

我們還能做借助外界手段的方法來治療。各種控制疼痛的認知訓練也能發揮作用，例如：鬆弛訓練、分散注意力、催眠與生物回饋。醫生也可以教病人用想像來分散注意力，想像自己正躺在海灘上休息，或者在草地上小憩，這種幻想常能為病人帶來寧靜與舒適。還可以嘗試其他的療法，像催眠，不過需要專業人員來指導。醫生也應考慮非藥物治療，包括經皮電流神經刺激與刺激抗衡，疼痛激發點的封閉注射，局部的藥物噴灑與牽引以及物理治療。

2. 治療疼痛的原則

首先要明確疼痛的病因和性質，其次採用綜合治療法，疼痛涉及的情況較為複雜，既有生理的因素，又有心理因素，在治療上不能片面強調某一療法的獨特性，要採取多元化治療。再者，要對急救方法和措施要熟練掌握，運用自如。

第九章　水是最好的藥

第十章　新式養生療法—水療

　　水療是近年來浮出水面的新式養生法，屬於物理療法的一個類別，用各種不同溫度、壓力、成分的水，再加以不同形式和不同方法，用於人體全身或局部的日常保健、預防疾病和治療疾病的方式。

一、水療養生的方法

1. 水療法的由來

　　水療法是從模擬母體環境衍生而來。日本專家率先做了實驗，發現母體孕育胎兒的環境是個非常奇特的環境，之所以這麼說，是因為經過進一些分析研究得知，母體內的羊水屬小分子團水，是生命與自然的融合，沒有比其更適合生存的空間了，現在又將這一實驗延伸到生活中，取得了良好的康復效果，成為了 21 世紀最新的保健療法。

2. 水療法的分類

　　水療法對人體的作用主要有溫度刺激、機械刺激和化學刺激。按溫度可分為高溫水浴、溫水浴、平溫水浴和冷水浴等；按使用方法可分浸浴、淋浴、漩水浴、噴射浴、氣泡浴等；按所含藥物可分碳酸浴、松脂浴、鹽水浴和澱粉浴等。水療時按病情需要決定所浴的溫度、方法及藥物。如高溫全身澱粉浸浴，礦泉浴也屬水療，但偏向於療養學範圍。臨床常用浸浴治療神經失調、神經官能症、全身性皮膚病、關節炎等，漩渦浴水中運動治療運動功能障礙、神經系統疾病，淋浴、噴射浴、冷水浴多用於增強體質。除此之外，還有一些療法是現在無法定義和分類的。

3. 水療法的機能

以淡水浴舉例，淡水浴所用的水是包含微量礦物質的，若往水中加入少量礦物質鹽類、藥物和氣體，可以刺激並加強水療的效果，並使得身體獲得特殊的治療效果。

水溫與體溫之間差距愈大，反應愈強，對寒冷刺激的反應迅速而激烈，而對溫熱刺激的反應則較為緩慢。溫度刺激範圍愈廣、面積愈大則刺激愈強，作用的持續時間在一定時間範圍內與反應程度成正比，如寒冷刺激在短時間引起興奮，長時間後會導致麻痺，溫度刺激重複則反應減弱。當全身泡冷水浴時，初期毛細血管收縮，心搏加速，血壓上升，但不久又出現血管擴張、心搏變慢、血壓降低，立刻減輕了心臟的負擔。因此認為寒冷能提高心肌能力，使心搏變慢，達到消炎、鎮痛、退熱、發汗、鎮靜、催眠、興奮、利尿、緩解痙攣、促進新陳代謝、改善神經系統調節功能、降低肌肉韌帶緊繃度等目的。

因此，水療時水溫多高於或低於人體溫度，注意在水療時應逐漸增加刺激強度，以維持足夠的反應。

生活小提示：

還要提醒朋友們，當全身用 36℃～ 37℃水沐浴時，周圍血管快速擴張，脈搏增快，血壓下降，受以上影響體內血液會重新分配。但若血液再分配急遽改變時，則會出現腦血管循環降低的症狀，如頭沉、頭痛、頭暈、耳鳴、眼花等，尤其是體弱、高血壓、貧血或有腦充血傾向的患者表現更為明顯。因此，在進行水療時，應提前觀察準備，避免發生上述症狀。

知識連結：水療法對人體系統的影響

1. 水療法對皮膚的影響

皮膚具有豐富的血管和神經末梢，因而皮膚血管的擴張或收縮對體內的血液的分布狀況產生著很大的影響，如皮膚毛細血管擴張時可以容納全身血液，皮膚上還具有大量的脊神經和神經末梢，對末梢神經的刺激，會影響中樞神經和內臟器官的功能。

2. 水療法對泌尿的影響

寒冷的刺激使尿量減少，冷水浴時出汗少，這使排尿量相對增多。溫熱刺激能引起腎臟血管擴張而增強利尿，但在熱水浴時，由於大量出汗，排尿量反而減少。在長時間溫水浴後，血液循環獲得改善，一夜內鈉鹽和尿素的排出量增加，改善泌尿環境。

3. 水療法對汗腺分泌的影響

熱水浴後汗腺分泌增強，排出大量汗液，損失大量氯化鈉，出現身體虛弱，患者出汗過多，應補充鹽水，而隨著出汗，有害代謝產物和毒素排出增多，這樣液體流失，血液濃縮，組織內的水分進入血管，促進滲出液（Exudate）的吸收。

4. 水療法對系統的影響

對於肌肉而言，短時間受到冷刺激可提高肌肉的應激能力，增加肌力，減少疲勞，相反，長時間的冷刺激會引起組織內溫度降低，肌肉發生僵直，造成活動困難。

5. 水療法對呼吸的影響

瞬間的冷刺激使吸氣加深，有時也會出現呼吸停止，呼吸節律加快。熱刺激會引起呼吸節律加快，而長時間溫水浴可使呼吸減慢，恢復平穩的呼吸速度。

6. 水療法對神經系統的影響

　　當全身進行溫水療法時，能引起體液黏稠度和比重的增加，血紅素增加，紅血球增加百萬以上，白血球也增加數量，氧化過程加速，基礎代謝率增高。冷水浴增加脂肪、氣體代謝及血液循環，促進營養物質的吸收。

二、水療可以防控各種疾病

　　隨著人們追求健康的態度，水療法的種類也日益繁多。了解更多水療法，了解更多你我的健康。

1. 什麼是水浸療法？

　　水浸療法把患者浸在水中，從而取得治療疾病的效果，水浸療法最奧妙的地方，在於能有效的改善人體血液的分布。

　　水浸療法對患有腹水腫有良好的治療功效。當一個人在進行水浸療法時，體表各部位感受的壓力是不同的，隨著水深度而漸增，也就是說，人的上身承受壓力小，下身承受的壓力就大，這樣的壓力差，迫使血液從足部和臀部流向人體較高的部位，從而較多的血液流回心臟和腦血管。這樣人的神經系統就會向腎臟發出指令，讓其加強工作效率，也加強了尿中鈉鹽的排出，大量排尿的同時，減輕腹水腫，也可以清潔體內髒汙。

　　在生活中水浸療法也是隨處可見的，例如：當手指不小心受傷時，或是傷口感染時，水浸療法就會派上大用場，這時我們要做的是，將杯子用煮沸的水消毒，再往杯子裡加入冷開水和適量的過錳酸鉀（Potassium permanganate），如果不知道多少的量合適，可根據顏色來判斷，當液體成為紫紅色就可以了，這時再把消毒紗放進配好的溶液中，浸泡均勻後用來包紮傷口。在這裡提醒大家，如果傷口化膿時，在上藥之前最好用配好的

溶液浸泡，這樣恢復的效果會更好，還有溶液最好現用現調配，因為擱置太久會失效。

2. 什麼是薰蒸療法？

什麼是薰蒸療法？科學解釋為：主要作用是人體處於密閉高溫和近飽和溼度的蒸汽室內，使人相對缺氧，並有蒸氣中藥物微粒及其化學性質等綜合刺激，使嗅覺、皮膚感覺進入活躍狀態，引起大腦中樞神經的適度興奮或抑制，從而能達到調整各器官、各系統的功能。此外，臨床試驗表示，薰蒸療法還有其他的功能，首先能加強體內的物質代謝，其次能加強人體的防禦功能，還有活躍腎上腺皮質（adrenal cortex）功能。

薰蒸常用的藥用有很多種，紫蘇、艾葉、藿香、防風、甘草、橘皮、乳香、絲瓜絡、桑枝等。而薰蒸療法分為兩種，一種是全身薰蒸療法，另一種是局部薰蒸療法。

全身薰蒸療法對風溼性關節炎、挫傷、蕁麻疹、急性支氣管炎、早期高血壓、神經衰弱等有明顯的功效。全身薰蒸療法的具體過程是將以上的藥物加水煮 30 分鐘，使薰蒸室裡有濃郁的藥香，並讓室內溫度達到 40℃左右。在薰蒸之前，還有一道程序不能忘，就是在進入薰蒸室前，一定要喝一杯加鹽的白開水或是一杯紅糖水，這樣做的目的是，在薰蒸的過程中不至於流失過多的能量和消耗過多的體力。一般薰蒸的時間是在 15 分鐘到 20 分鐘左右，也可根據個人情況延長薰蒸的時間。

局部薰蒸療法的用途也十分廣泛，對扁桃體炎、咽喉炎、支氣管炎、急性乳腺炎等有很好的治療功效，以熱促進身體局部疾病治癒的方法，具體過程是將水缸盛滿開水，水中放入板藍根、金銀花、大青葉、貫眾等中草藥，也可加入蒜、薑、蔥，還可以根據個人情況加入一些抗生素藥物。

薰蒸固有薰蒸的療效與好處，但對於有些人還是不適合的，懷孕的女性就是不合適族群之一，患有傳染病或是心血管疾病的人也均不適宜。

3. 什麼是芳香療法？

在大街上或者說電視上經常看到「芳香 Spa」這一詞，其實芳香 Spa 也稱芳香水療，也是水療法的一種。是利用天然的水資源結合沐浴和按摩來促進新陳代謝，滿足身體的基本要求，如聽覺、嗅覺、味覺、視覺、觸覺等感覺，達到舒緩暢快的身體感受。

芳香水療通常是與香薰按摩一起進行。一整套的過程一般為在沐浴、去角質、敷泥之後，利用高科技水療儀的冷暖沐浴水柱，沖射躺在水療床上的客人，刺激身體細胞使其展現活躍狀態，再配合手法專業的推拿按摩，達到淋巴引流排毒的作用，保持細胞良好狀態，加速代謝和循環、耗脂、減肥的目的。根據統計，許多女性都不愛運動，但卻又希望擁有健康和漂亮的外在。而芳香水療對於愛美的女性，是相當不錯的好選擇。

芳香水療的保養和保健的功效有很多。保健功能主要有：肌肉放鬆、恆溫冷卻、腦細胞再生復活、血液氧氣的增加、促進心臟功能、促進血液循環。保養功能主要有：皮膚變白皙、清除體臭、毛孔清潔、去除皮膚老化角質層等。其原理是透過各種水療設備的交替使用，水中的富氧被吸收，以及水療對穴位的按摩，達到治療和保健的作用，讓人越來越健康。

生活小提示：

水療法在生活中使用是十分廣泛的，如高血壓病、血管神經症、腸胃功能紊亂、風溼和類風溼性關節炎、神經痛、神經炎和慢性溼疹、關節僵直、外傷後功能障礙、手足冰冷、皮膚粗糙、精力不足、糖尿病、高血壓、中風後遺症、關節炎、內分泌失調、痛風、各種婦科疾病、心腦血管疾病等。若在水療過程中出現臉色改變，頭暈、頭重、耳鳴、眼花等症狀則應暫停治療。

水療禁忌：不宜用太熱的水進行全身水療，原因是在高溫下血管會發生痙攣，當身體用 39℃以上進行熱水浴時，血壓開始上升，繼而下降，然後再上升，使得血管擴張，出現心跳加快，心臟也會加重負擔。

知識連結：水療與各種疾病

1. **糖尿病**：經過磁處理的水對糖尿病患者來說是救星，經過磁化過的水屬於小分子團水。小分子團水有較快的改變細胞代謝的狀態，能啟動細胞的功能，能從根本上治療糖尿病。小分子團水能促進更多營養保存在細胞內，改變細胞功能。

2. **氣喘**：氣喘患者常用藥物來治療，忽略了水療的效果。人在發病時會大汗淋漓，呼吸加快加深，病人的身體因此失去水分，這時服用藥物達到平喘的作用，但這類藥物大多利尿，會導致更多的水分丟失。

3. **痛風**：痛風主要是由於血液中的尿酸濃度過高，尿酸結晶增加並堆積在組織中，從而引發的症狀。建議患有痛風的病人每天堅持飲用弱鹼性水，長期下來會改變病人的酸性體質，有利於尿酸排泄。

附錄：長壽村的祕密

　　健康長壽是人類永恆的話題。在國際上，對於長壽村的定義是，當地每10萬人口中至少要有7位老人年齡在100歲以上，才會被稱為長壽村。醫學專家、社會學家關注那些長壽老人特別多的地方，發現生活在那裡的人都有一個共通點為：疾病少。而這些都和當地人飲用的水分不開。

　　在全世界上共有五個地方被國際自然醫學會認定為長壽之鄉，分別是：中國新疆和田、中國廣西巴馬、巴基斯坦罕薩、外高加索地區和厄瓜多爾的比爾卡班巴。而在五個被國際自然醫學會認定的世界長壽之鄉中，中國廣西巴馬是長壽鄉之首。更值得一提的是，1981年德國漢堡第12屆國際老年醫學大會上，認定中國的巴馬為世界長壽縣，在相隔10年之後，在國際自然醫學會第13次年會上，中國的巴馬再次被認定為世界長壽鄉。長壽鄉坐落在廣西巴馬瑤族自治縣，是個多個族群聚居地，與百色和田陽相鄰，那裡每10萬人中擁有30.8位百歲老人，健康百歲老人74位，是國際標準的4.4倍。

　　巴馬瑤族自治縣位於廣西盆地雲貴高原的斜坡地帶，屬亞熱帶地區。巴馬的土地並不肥沃，但由於獨特的地貌，使得這裡的農作物有兩個典型的特徵：首先是礦物質與微量元素的含量很高，尤其是錳、鋅含量特別高。錳被長壽學家稱為抗衰老的元素，世界衛生組織認為錳對心血管有保護作用，被稱為生命的火花，鋅與體內80多種酶活性有關，是維持身體正常代謝必需，現代科學證實，冠心病發生率與鋅和銅有一定的關聯。其次是巴馬的作物都是「小分子」作物，特別容易被人體吸收，而且對身體有很好的保健作用。

　　為什麼巴馬人會長壽？長壽村的祕密到底又是什麼？這要得益於特殊的地質結構和特殊的礦產資源。巴馬縣的百歲老人大多居住在盤陽河流域，巴馬的水可以說是人間的一個奇蹟，水中含有延年益壽的微量元素，

它是小分子水團，是鹼性離子水，溶解度高達 70%。負電位 292，具有很強的還原性，是清除氧自由基的能手。空氣中所含有豐富的負離子，平均每立方公尺含負離子高達 2,000 ～ 5,000 個。

目前在距巴馬縣城東南 12 公里的民安村東龍蟠山上的民安礦泉水，發現了流量最大的常溫低礦化度、低鈉含偏矽酸的重碳酸鈣型天然飲用礦泉水。水源中含有豐富的微量元素錳，長壽老人體內含錳量比其他地方都高，這些微量元素對於提高身體的抗病能力，促進新陳代謝和保持人體平衡有重要作用。除了含鍶、偏矽酸達標外，還含有溴、碘、鋅、鋰、硒等十多種對人體有益的微量元素，富含這種微量元素的礦泉水，成為長壽老人的巨大營養庫。馬盤陽河的水 pH 值在 8.3 ～ 8.5 之間，人喝後可以改善血循環、改善細胞代謝功能，並且透過胃中和達到 pH7.4 左右，滿足人體正常需求。此外，巴馬盤陽河的水經相關部門驗證，除了鍶、偏矽酸含量達到飲用天然礦泉水的國家標準外，還被當地民眾譽為能治百病的「神仙水」。

除此之外，巴馬的陽光也是長壽的原因之一。巴馬的陽光被稱為生命之光，巴馬的陽光 80％都是遠紅外線，它能不斷地啟動人體細胞組織，增強人體新陳代謝，提高免疫力。巴馬空氣清新，高磁場既能改善血液循環，還能將水磁化，將大分子的水變成小分子的水。這也是巴馬的磁場高於地球上的其他地區磁場的原因。

自從巴馬被國際自然醫學會宣布為「世界長壽之鄉」後，先後有 30 多個國家紛紛來這裡採訪百歲老人，其中還有不少是世界著名的新聞機構，隨著巴馬在全國各地的知名度，慕名到巴馬頤養天年的老年人也是越來越多。現在在巴馬已經居住了幾十位來自全國各地的老人，他們每年都定期來這裡居住一段時間，除了夫妻，還有朋友結伴而來，目的是養生延年。他們都來自不同的職業和崗位，有醫生、高級工程師、學者，相同的是都患有各種老年疾病，甚至還有一些是被醫學界「判了死刑」的老年疾病，他們按照巴馬的生活方式來生活，發現來了一段時間後，有些疾病竟然不治而癒，帶著這些驚嘆與疑惑，他們從中得知這樣一句話：醫生治不了的病，

在巴馬可以不治而癒。

　　據了解，這裡的老人都是無疾而終老的，長期在巴馬生活的人沒有一個是肥胖、糖尿病、三脂高、高血壓、痛風等老年疾病的，毫不誇張的說，在巴馬甚至連一例癌症都未曾發現，當地人說許多人一輩子都沒去過醫院，不知道醫院是什麼樣子，在這裡最窮的不是百姓的生活，而是醫院。既然巴馬如此之好，我們能不能都搬到巴馬去呢？答案當然是不行，巴馬容不下這麼多人口，經過大批科學家、長壽學家兩年多研究後，答案是：我們不需要搬到巴馬，只要我們能複製巴馬的生活方式，一樣能獲得和巴馬人同樣的長壽。另外長壽還有很重要一點，就是要有保健的心態和理念，採取自然療法。

　　人類健康的四大要素水、陽光、空氣、磁場，巴馬都占了，可以說上帝幾乎把世界上最好的生命資源都賞賜給了巴馬，賜給了人類。希望我們在享用的同時也能珍惜。

那些水讓你很意外的 point

迷思破解 × 挑選撇步 × 知識科普，建立正確的飲水觀念，助你輕鬆找回健康

作　　　者：陳明憲，沈文靜

編　　　輯：孫萍妙

發 行 人：黃振庭

出 版 者：崧燁文化事業有限公司

發 行 者：崧燁文化事業有限公司

E-mail：sonbookservice@gmail.com

粉 絲 頁：https://www.facebook.com/
　　　　　sonbookss/

網　　　址：https://sonbook.net/

地　　　址：台北市中正區重慶南路一段六十一號八
　　　　　樓 815 室

Rm. 815, 8F., No.61, Sec. 1, Chongqing S. Rd.,
Zhongzheng Dist., Taipei City 100, Taiwan

電　　　話：(02)2370-3310

傳　　　真：(02) 2388-1990

印　　　刷：京峯彩色印刷有限公司（京峰數位）

律師顧問：廣華律師事務所　張珮琦律師

定　　　價：320 元

發行日期：2022 年 10 月第一版

◎本書以 POD 印製

國家圖書館出版品預行編目資料

那些水讓你很意外的 point：迷思破
解 × 挑選撇步 × 知識科普，建立
正確的飲水觀念，助你輕鬆找回健
康 / 陳明憲，沈文靜 著 . -- 第一版 .
-- 臺北市：崧燁文化事業有限公司，
2022.10
　冊；　公分
POD 版
ISBN 978-626-332-732-0(平裝)
1.CST: 水 2.CST: 健康法
411.41　111013988

官網

臉書